U0363067

Je rêve
de dormir

我想睡个好觉

改善睡眠的科学指南

[西]何塞·哈巴-卢比奥　[瑞士]拉斐尔·海因策　著

王宇 宗徐淳 译 —— 吴琴 徐红钢 校译

💗 中国友谊出版公司

图书在版编目（CIP）数据

我想睡个好觉：改善睡眠的科学指南 /（西）何塞·
哈巴-卢比奥,（瑞士）拉斐尔·海因策著；王宇,宗
徐淳译；吴琴,（瑞士）徐红钢校译. —北京：中国友
谊出版公司, 2020.10
ISBN 978-7-5057-4982-5

Ⅰ.①我… Ⅱ.①何… ②拉… ③王… ④宗… ⑤吴…
⑥徐… Ⅲ.①睡眠—普及读物 Ⅳ.①R338.63-49

中国版本图书馆 CIP 数据核字 (2020) 第 164985 号

Je Rêve de Dormir © 2016 by Éditions Favre SA，Lausanne，Suisse.

书名	**我想睡个好觉：改善睡眠的科学指南**
作者	[西]何塞·哈巴-卢比奥　　[瑞士]拉斐尔·海因策
译者	王宇　　宗徐淳
校译	吴琴　[瑞士]徐红钢
出版	中国友谊出版公司
策划	杭州蓝狮子文化创意股份有限公司
发行	杭州飞阅图书有限公司
经销	新华书店
制版	杭州中大图文设计有限公司
印刷	杭州钱江彩色印务有限公司
规格	880×1230 毫米　32 开 8.25 印张　191 千字
版次	2020 年 10 月第 1 版
印次	2020 年 10 月第 1 次印刷
书号	ISBN 978-7-5057-4982-5
定价	58.00 元
地址	北京市朝阳区西坝河南里 17 号楼
邮编	100028
电话	(010)64678009

序 言

亲爱的读者们：

　　非常感谢你们选择阅读本书以及对出版社的支持。 写本书是为了分享有关睡眠的最新科学研究，并带领大家了解尚且神秘的睡眠世界。

　　作为一项基本生物功能，睡眠与我们每个人都息息相关，但也许因为它过于复杂，医学界长期以来忽略了它的重要性。 在生活中，我们会提出一些与睡眠相关的问题：睡眠是什么？ 它有什么作用？ 我们为什么会做梦？ 有必要睡午觉吗？ 为什么我睡不好？ 什么是呼吸暂停？ 为什么我会不分场合倒头就睡？ 为什么我在睡眠中会做出些奇怪举动而隔天却完全不记得？

　　为了回答这些问题，我们将此书分为 4 个部分。 第一部分将解释睡眠的功能以及睡眠随着年龄增长而发生的变化。 在对正常睡眠有了了解的基础上，我们将在第二部分，结合真实案例，介绍各种各样的睡眠疾病，包括其产生机制以及治疗方法。 为保护隐私，书中患者均使用化名，并且相关生物特征数据均已修改。 不过这些都是真人真事，尽管有些案例看上去令人匪夷所思。 在第三部分中，我们会着力讲述与睡眠相关的几个误区与真相，并通过科学数据来判断真假。 例如月相变化对睡眠是否有影响，电磁波对夜间睡眠质量是否真的会产生影响等。 最后，本书附录部分收入了一份用于自我评估睡眠的记录表、一份类似"十诫"的睡眠卫生规范，还有一张用于判定患阻塞性睡眠呼吸暂停的患病风险筛查评分表。

　　作为洛桑沃州大学医疗中心（Centre hospitalier universitaire vaudois de Lausanne，CHUV）附属睡眠调查研究中心的睡眠专科医生，我们依据最新科研成果以及自身经验编写了本书。

　　那么，大家准备好了吗？ 系紧安全带，我们将带领大家踏上一段奇妙的旅程，共同走进这神秘的睡眠世界！

我想睡个好觉：改善睡眠的科学指南

目 录 | CONTENTS

z z Z
第二部分 **如何睡个好觉** **115**

z z Z
第三部分 **关于睡眠的常见疑问** **229**

第一部分

什么是睡眠

天地混沌之初,已有睡眠

从蓝藻到爱迪生

亲爱的读者们,你们认为人类(可以想象为你们自己)和蓝藻有何共同之处?可能有人会说——**睡眠**,或者说是人类作息活动节律性的生物钟。事实上,人们认为至少在 37 亿年前,如蓝藻等最早出现在地球上的微生物就已经拥有了生物钟,它能够实现休息与活动的周期交替,也就相当于某种形式的睡眠与觉醒周期交替。随着时间的流逝,生物机制逐渐变得复杂。大约 5 亿年前,脊椎动物身上出现了"睡眠体内平衡机制"。这种机制使我们的身体系统无法在不睡觉的情况下保持过长时间的清醒状态。实际上,如果我们清醒时间过长,体内就会累积一种"睡眠需求",这种需求会越来越迫切,即便我们不情愿,它仍会强制我们睡觉。需要了解的是这种类型的机制只调节如吃、喝等维持生命的最基本生物功能。更令人惊讶的是 200 万年前脊椎动物身上出现了能让我们做梦的神经生物学机制，在我们这些研究睡眠的科学家看来，这一点如今仍是未解之谜。目前我们认为异相睡眠①只存在于鸟类和哺乳动物身上，这是梦象内容最为丰富的一个睡眠阶段。从进化角度来看，它恰巧与恒温机制——即无论环境如何变化都能维持体温恒定的能力——同时出现。另一大谜团则是梦，如果说我们对睡眠的功能还是一知半解（是的，我们确实不知道睡觉有何用处），那我们对于进化最高级的生物会在某个时刻开始做梦的原因了解得就更少了……

> **你们知道吗？**
>
> 会做梦的蜥蜴
>
> 法兰克福马克斯普朗克大脑研究所(l'Institut Max Planck pour la recherche sur de cerveau de Frankfurt am Main)的研究者，于 2016 年在著名《科学》杂志(Science)上发表了一项研究。研究表明似乎蜥蜴，尤其一种名叫鬃狮蜥的澳大利亚蜥蜴身上也存在异相睡眠，这一现象将把异相睡眠的出现推至 3 亿年前羊膜动物出现的时期。羊膜动物属于脊椎动物，它们的胚胎在蛋壳或子宫内受羊膜囊保护。因此，除了鸟类和哺乳动物，爬行动物也属于羊膜动物。然而，蜥蜴能梦到什么？在未来某一天，机器人是不是会梦到电子羊？

　　1879 年，是人类睡觉习惯发生改变的关键年份。更准确地说，

---

① 异相睡眠，即快速眼动睡眠，又叫快波睡眠。

是这一年的 9 月 23 日。在当天,发明了留声机和活动电影放映机(第一台电影摄像机)的美国发明家托马斯·阿尔瓦·爱迪生(Thomas Alva Edison)创造出了用碳化棉纤维做灯丝的电灯泡,并将它投入商业生产。历史上最伟大的变革之一由此开始了,因为人类自诞生以来一直生活在以太阳和月亮为标志的昼夜交替之中,而有了电灯泡,我们就能摆脱这一束缚,做一些前人从未尝试过的事,比如通宵工作。但也由于能在没有自然光时仍能保持觉醒状态,随之引发了如今的许多睡眠紊乱问题。

你们知道吗?

百年灯泡

1901 年,爱德华七世在维多利亚女王去世后刚刚成为英国国王;威廉二世时任德意志帝国皇帝。自这一年起,在加利福尼亚州利弗莫尔的消防站天花板上就有了一只永不熄灭的灯泡,人们称之为"百年灯泡"。它有一个不断直播的网站。你们可以前往 http://www.centennialbulb.org/photos.htm 观看。事实上,这已经是第三个直播网站了,前两个网站用了 3 年就坏了。足以让人质疑这是否也是种"计划性报废"。这种营销手段刻意为电子产品设计了使用寿命,让你我不得不及时购买新产品!

修普洛斯，塔纳托斯的孪生兄弟

我们生命中 1/3 的时间在睡眠中度过。根据世界卫生组织 2015 年的估算，法国和瑞士的人均寿命超过 80 岁（法国男性平均寿命为 78.9 岁，女性平均寿命为 85 岁；瑞士男性平均寿命为 80.4 岁，女性平均寿命为 85.4 岁）。这就意味着我们的平均睡眠时长超过 27 年！我们花在睡觉上的时间多于玩耍、吃饭、喝水、做爱，或者下班后与朋友小酌一杯。然而医学界对睡眠却不大感兴趣。但人类的生存离不开睡眠，也因此目前对这项基本生物机能的研究还远远不够。这项机能自生命存在于地球之初就与我们相伴相随，而且还占据我们生命的 1/3 时间。睡眠为什么会占据我们生命的如此多的时间？这也是睡眠的另一个未解之谜。过去，睡眠常常被视为一种被动现象。因为睡觉时机体不会发生什么太大的动静。对于机体的生存和良好运作而言，觉醒时所发生的事才具有重要性。

所以相较于我们的其他生命活动，不会发生太大动静的睡眠就像一次短暂的死亡（这一表达以往也被用于描述其他现象，我们交由读者自行探索）。而恰巧的是在希腊神话中，睡神修普诺斯（Hypnos）是黑夜女神倪克斯（Nyx）和幽冥神厄瑞玻斯（Erebos）之子，是梦神摩耳甫斯（Morpheus）之父，也是死神塔纳托斯（Thanatos）［他掌管的是非暴力死亡，因为希腊人还有掌管暴力死亡的神灵——克蕾丝(les Kères)]的孪生兄弟。从这一角度来看,睡眠和死亡是兄弟,那么即便不从哲学角度思考,我们也能更好地理解人们为何对睡眠不太感兴趣了。

睡眠是一种主动现象

康斯坦丁·冯·艾克诺默(Constantin von Economo)是罗马尼亚的希腊裔神经学家、精神病专家,他研究了昏睡性脑膜炎(Encéphalite léthargique)患者的大脑。这种被认为是由病毒引起的大脑炎症于1915—1924 年以一种流行病模式在全球范围内蔓延。它也以"欧洲睡眠病"(maladie du sommeil européenne)之名而为人知晓,如今仍有数千人身患此病,且患者多数为欧洲人、美国人。1918 年 4 月至 11月期间,它夺走了全球 2500 万人的生命,由此可见这一流行病影响规模之大。这种疾病的症状表现为高烧、头痛、喉咙痛、肌肉酸痛、全身乏力,严重的情况下还会有睡眠障碍。而睡眠障碍又分为两种截然不同的情况:有些患者会丧失睡眠,并发展至严重失眠的地步,还伴随着时常会致死的狂躁症状。另一种情况则与之相反,患者会陷入沉睡,而且再也醒不过来。当中有些人会一直处于睡眠状态,直到发现左旋多巴(L-DOPA)这种药物后,才得以在沉睡数十年后醒过来。①

---

① 睡眠病的相关内容源于精神病学专家奥利佛·萨克斯(Oliver Sacks)的著作《睡人》(*Awakenings*),1990 年被翻拍成电影,由罗宾·威廉姆斯(Robin Williams)和罗伯特·德尼罗(Robert De Niro)主演。

　　1917 年,冯·艾克诺默在其维也纳大学的实验室内发现患有昏睡性脑膜炎,且症状为丧失睡觉能力的患者大脑中存在特殊病变,这种病变发生在下丘脑前部①,而那些沉睡不醒的患者病变部位则在下丘脑后部。这样看来,下丘脑前部似乎是"睡眠中枢",而后部则是"觉醒中枢"。冯·艾克诺默由此首先提出睡眠并非是一种被动现象。睡眠并不只是"觉醒缺失",而是一种主动现象,因为需要大脑一些部位发挥作用才会产生睡眠。提供睡眠的神经网络需要被激活,并且觉醒神经元得处于休息状态才行。因此,想要入睡,关灯和数羊是远远不够的。

借助贴在头皮上的电极记录大脑活动

　　德国神经精神病医生汉斯·贝格尔(Hans Berger)对心灵感应很感兴趣,他的主要科研方向是研究客观大脑活动与主观心理现象间的关系。1924 年 7 月 6 日,他在为一位 17 岁少年做神经外科手术时发现,大脑的电波活动是可以被记录的。这种记录的方式起初是将电极直接贴在大脑上,随着技术的发展,后来变为将电极贴在头皮上。经过了 5 年时间,他于 1929 年发表了首篇文章,在文中描述了"从头皮上记录人脑的电波活动"的技术,并且该技术命名为脑电图(EEG,electroencephalogram)。在此之

---

　　①　下丘脑(hypothalamus),所有脊椎动物大脑中都有的一个结构,人类的下丘脑如杏仁般大小。

后,欧洲和美国的科学家们才纷纷证实大脑电波活动在我们睡着时会发生彻底的改变,这种活动则通过特殊的电波来表现。脑电图这种能客观定义睡眠的技术就这样诞生了,而且目前仍在睡眠实验室中使用。

埃丝特的眼珠在眼皮下转动

20 世纪 50 年代,我们才发现**睡眠不是一种均质现象**。换言之,睡眠期间存在着不同阶段,并非只有"睡眠"和"觉醒"两种状态。这一发现要归功于两位美国研究者:阿瑟林斯基和克莱特曼。

纳撒尼尔·克莱特曼(Nathaniel Kleitman)出生于如今的摩尔多瓦共和国,他在 1915 年第一次世界大战期间移民到了美国。后来,他成为芝加哥大学的生理学教授,从事与睡眠相关的研究。他的研究也离不开捐赠者的慷慨相助,尤其是阿华田的生产商瑞士温德公司(la compagnie Wander),因为后者希望能将自己的产品作为失眠的治疗药物进行推广。克莱特曼还被世人称为睡眠研究之父。在一次实验中,他的学生尤金·阿瑟林斯基(Eugene Aserinsky)发现,在他们的微型实验室中接受脑电波记录的志愿者每晚眼睛都会运动多次,而且活动周期或多或少是有规律可循的。当他将这一发现告诉导师克莱特曼时,这位大科学家本着质疑精神坚持重做实验,而这次的实验对象则是他的女儿埃丝特(Esther)。在埃丝特睡觉时,阿瑟林斯基和克莱特曼清清楚楚地看到她的眼球在眼皮下往各个方向移动，他们通过贴在其眼睛边上的电极将这些运动记录了下来。**当时是 1953 年，许多人认为正是在这一年，"睡眠研究成为一个真正的科研领域"。** 此睡眠阶段被命名为"快速眼动睡眠期"（rapid eye movement sleep），意指睡觉期间眼睛快速运动。英文缩写为 REM（是的，美国有个摇滚乐队就叫 REM 快转眼球乐队）。这个发现至关重要，因为它证明了睡眠并非不会变化，而且在睡眠期间会发生很多事情。在此之后，克莱特曼与他的另一位学生威廉·迪蒙特①（William Dement）得出了另一个惊人结论。如果唤醒正处于此睡眠阶段的测试对象，其中大多数人会记得自己做过的梦；但如果在夜间其他时刻将他们唤醒，能记得梦的人就会少很多。他们就此把快速眼动睡眠期与梦建立起了联系。

异相睡眠的矛盾之处

同时期（1959 年），一位年轻有为，曾受过神经外科医生培训的法国神经生理学家米歇尔·儒韦（Michel Jouvet），在里昂大学取得了睡眠生理学方面的重大突破。他开发了一种在猫身上连续进行脑电图记录的技术。他设法引起大脑某些部位的目标病变，试图以此更好地了解其功能。在实验过程中，儒韦惊讶地发现猫睡觉时有一种快速脑电活动，其活动频率比猫醒来时要快得多。这种

---

　　① 威廉·查尔斯·迪蒙特（William Charles Dement），睡眠科学和睡眠医学先驱者，美国睡眠医学学会创始主席，又被称为"现代睡眠医学之父"。

活动伴随着快速的眼球转动，但矛盾之处在于，此时也伴随着其余肌肉的完全麻痹。但当他对某些大脑核，尤其是位于脑干，能引发这种肌肉麻痹的蓝斑核（locus coeruleus alpha）造成损害时，猫在这一睡眠阶段就会做出一些有组织且属于这一物种的典型动作，如攻击并追赶梦中的猎物、舔毛、受惊时的应激反应、战斗姿态等。通过损坏大脑这一部位，儒韦成为人类历史上第一个直接获知梦的内容的人，因为他能"看到"猫在梦中"做"了些什么。大脑活动活跃但肌肉完全麻痹，二者相互关联，因而儒韦将此睡眠阶段称作"异相睡眠"。

几年后，查尔斯·费舍尔（Charles Fisher）医生于 1965 年在纽约西奈山医院精神病学研究所（l'Institut de psychiatrie de l'Hôpital Mount Sinaï）发现了异相睡眠的另一个生理特征：男性在异相睡眠阶段会阴茎勃起；女性身上也会发生相似现象，即阴唇、阴蒂肿胀。

你们知道吗?

夜间阴茎勃起

长期以来人们做了许多睡眠记录,试图区分物理缘由导致的勃起功能障碍和由生理或情感原因导致的阳痿之间的差别。事实上,男性在异相睡眠期间会反射性勃起,所以如果睡觉时勃起,那就说明系统运行正常,清醒时不勃起则可能是出于心理原因而造成的阻碍。相反,如果睡觉时没有勃起,最大的可能性就是负责产生勃起的系统运行失常,通常是血管系统。记录过程当中,患者的阴茎上会套一个测量仪(一种充气环)用来测定何时会发生勃起,然后唤醒患者进行有关阴茎膨大的一系列测量。此技术被称作"阴茎体积描记法"(pléthysmographie pénienne),由伊斯梅特·约翰·卡拉坎(Ismet John Karacan)医生发展起来,并仍在不断完善中。另一种方法,可能不太精确,但不需要太多仪器,有邮票就行。睡前用一卷邮票(当然不止一张邮票)环绕阴茎。如果第二天邮票间的齿孔裂开,就说明睡觉时发生过一次或多次勃起。

尽管阴茎体积描记法仍可在睡眠实验室完成,但现在几乎不用了,因为泌尿科医生有其他方法来推测勃起功能失调的原因。

为何睡眠期间会勃起仍是个谜。有一种假设认为,大自然创造出这种每晚4~5次勃起的能力是为了维持生殖系统处于良好状态,以保证机会来临时它已准备就绪。

三种警觉状态

这些发现彻底否定了睡眠被动论。实际上,大脑激活和肌肉抑制现象并存的异相睡眠(又称快速眼动睡眠期)一方面是对睡眠主动论的认可,另一方面打开了大脑研究的新纪元。自从有了这些发现,人们认为人类并不是如之前一直假设的那样只有清醒和睡眠这两种警觉状态。事实上,人类有 3 种截然不同的警觉状态:

1. 清醒:我们希望您现在正处于此状态,这个状态使我们能与外部环境进行互动。

2. 慢波睡眠,包括以下不同阶段或时期:

a) 1 期:入睡阶段,这种过渡状态通常只持续几分钟[英国人将其称为"教堂睡眠"(church sleep),指在教堂听布道时打瞌睡]。

b) 2 期:浅睡期,约占睡眠总时长的 50%。

c) 3 期:深睡期,此阶段大脑活动最为缓慢。深睡眠占睡眠总时长的 20%~25%。

3. 异相睡眠:表现为非常活跃的大脑活动、快速的眼球活动以及肌肉无力,即我们的肌肉几乎完全麻痹。然而,正是在此睡眠阶段做的梦最长也最细致。因此,这种肌肉麻痹是一种让我们避免活在梦里的保护机制。异相睡眠也占据夜间睡眠的 20%~25%。(见图 1)

入睡：脑波频率快、振幅小

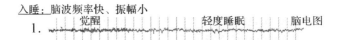

慢波睡眠浅睡期：脑波频率渐缓，夹杂着睡眠纺锤波（f）和K复合波（k）

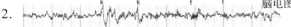

慢波睡眠深睡期：脑波频率缓、振幅大

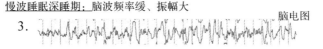

异相睡眠：脑波频率快、振幅小以及眼球运动（y）

快速眼动
睡眠期

图 1　不同睡眠期的脑波频率

Ⓒ瑞士医药卫生集团

不同睡眠期的脑电图示例。根据脑电波活动以及眼睛是否移动（眼电图）来定义不同睡眠阶段。

　　每个状态都有其独特功能。慢波睡眠的特点及功能不仅不同于清醒状态，也不同于异相睡眠。这些状态会以一种极为特殊的方式分散在 24 小时中。因为我们是白天活动的动物，在原则上我们白天清醒、夜间睡觉。当我们入睡时，就会从清醒过渡到睡眠，这一过程首先从 1 期开始，接着进入浅睡眠，然后是深睡眠，最终进入异相睡眠。这就是一个睡眠周期，时长约 90 分钟。就这样循环往复：浅睡眠，深睡眠，异相睡眠。我们每晚会经历 4～5 个睡眠周期。要知道，这些睡眠循环并非完全一致：刚入夜，我们的深睡眠尤其长，异相睡眠期则很短；而在夜晚结束时，我们就不再有深睡眠，反而有大量异相睡眠。

在我们举办关于睡眠的讲座时，观众经常向我们提的问题之一就与睡眠期的这种分布不均相关："午夜前的睡眠比午夜后更有益于恢复精力吗？"刚入夜时，深睡眠时间的确更多，大脑在此期间能得到最为充分的休息。但无论在午夜前还是午夜后才入睡，深睡眠永远出现在睡眠开始之际！这种分布也说明人们一般在夜晚结束时做的梦更多，而且相比于在刚入夜时醒来，人们在一晚安眠后的清晨醒来时更容易记起做过的梦。人们醒来时所处的睡眠阶段会决定或影响为何有些人能记得梦而其他人却记不得。每个人都会做梦，但有可能是遗传的原因，有些人更容易记得他们的梦。值得注意的是回忆梦境的能力其实可以被"锻炼"出来。我们醒来时常常会记得刚才正在做的梦，但这种记忆只是昙花一现，转瞬即逝且不留一丝痕迹……除非我们努力将它留住，例如立刻将它写下来。所以，醒来后的第一件事就是写下这一刻脑海里想的事情。这样一来，很快你就会发现关于梦的记录将越变越长、越来越详细。

到底什么是睡眠？

现在，我们可以试着定义睡眠了。**我们可将睡眠定义为一种周期性的日常状态，表现为社会生活关系的可逆性暂停。**之所以说它是周期性的日常状态，是因为我们每天都睡觉；而睡觉时我们不会与周遭环境互动，所以说睡眠的特征是社会关系生活的暂停。但这并不意味着我们的大脑就停止运行了。恰恰相反，正如我们在前文提及的，异相睡眠时的大脑甚至比觉醒时更为活跃。只不过在睡觉时，所有活动都发生在脑海里罢了。这是一种个人体验，即便我们睡在同一张床上，也只能各自"同床异梦"。古人认为睡眠是一种接近死亡的状态，不同的是这种状态很容易逆转。只要有声音（如闹钟铃声）或轻微的碰触，睡着的人就可能中断"与周公相会"，立刻转换到另一种警觉状态：**清醒**。

睡眠、麻醉、催眠、冬眠、昏迷……原来不是一回事

我们需要区分睡眠以及其他与之表现相似但毫无关联的情况。譬如，人们常听到外科医生在准备手术时要求麻醉师让病人"入睡"，麻醉师则会回答："好了，他睡着了。"麻醉是通过药物让病人失去意识和痛觉的过程。但麻醉不属于睡眠，它无法仅仅依靠声音就快速逆转。催眠同样不属于睡眠。它是一种被改变的意识状态，虽然催眠（或自我催眠）的确能将某些人置于有利于入睡的条件下来帮助他们入睡，但它的特征不同于睡眠。那么冬眠呢？众所周知，冬眠是为了储存能量而放缓机体运作，很多动物在冬天食物缺乏的情况下利用这一策略谋求生存。但你们知道冬眠动物在醒来后会做什么吗？数周或数月的冬眠结束后，它做的第一件事就是睡觉。犹如我们忙

碌工作一周后会在周末补眠,动物也需要弥补冬眠期间缺乏的睡眠。
处于昏迷的人也不是在睡觉。昏迷是一种因大脑某些部位损坏或功
能失调而导致的病理状态,这种状态下的人丧失意识和警觉性,而且
很难逆转。

睡眠是一种普遍现象

因此,睡眠是一种有鲜明特征的特殊状态。它也是动物界的一
种普遍现象——所有动物都睡觉。这是生物的绝对需求,甚至植物
也会呈现出睡眠所具有的某些行为特征! 总之它们都有自己的"节
奏",因为在恒定光照条件下,它们会改变其形态和活跃程度,这也证
明了植物身上也存在生物钟。

目前我们使用由汉斯·贝格尔发明,用于记录大脑电波活动的
脑电图来定义睡眠并区分与之相似的其他状态。然而越低级的生物
的脑电图越微弱,因此同样会睡觉的昆虫,它们的脑电活动就无法被
记录下来。

睡眠作为一种普遍现象,自然也有其"行为"标准,实验心理学
家、索邦大学心理研究所(L'Institut de psychologie de la Sorbonne)
创办人亨利·皮耶隆(Henri Piéron)就在其 1913 年出版的《睡眠的
生理问题》(Le problème physiologique du sommeil)中对睡眠的行为
标准有所描述。具体标准如下:

1.静止不动

2.取决于物种的特有姿态

3.特定地点

4.反应阈值提高（对刺激的反应变迟缓）

5.可快速逆转

昆虫、鱼类、两栖动物、爬虫类等所有动物都符合此行为标准，人类也是如此。的确，我们睡觉时自然是静止不动的，而且会寻找特定的睡觉地点，最常见的就是卧室，或者说就是床，并采用平躺这种特定的睡觉姿势。相较于清醒时，睡着的我们会花更多的时间来回应外部刺激。当然如果这种刺激足够强烈，我们也会迅速从睡眠变为清醒。

"站立巴巴"的奇怪心愿

在科学界，尤其是在医学界，总会有特例存在，但以下这些则是特例中的特例。例如，有人会在睡觉时走动；有人会离开床，在家里遛圈；有人会走到街上，甚至在睡着的状态下开车……这些都是梦游症患者，我们会在本书后面谈及。梦游症是睡眠机器功能紊乱的一种表现，并非正常睡眠。我们睡觉时也可能不是卧睡姿势，比如乘坐飞机进行长途旅行时坐着睡着。但这是一种暂时的状况，不可能持久，因为人们的睡眠质量在感到不舒适时会变差。

然而，似乎真的存在一种有悖于此规则的例外。我们是在印度旅行时偶然发现的。这一例外叫作"站立巴巴"（Khareshwari 或 Standing Babas）。"站立巴巴"是怎样一群人？他们是发誓要长久站立的印度教徒，站立时长可达 12 年。在这段时间内，他们不会坐下或躺下。睡觉的时候，肌肉会松弛下来，他们就用一种天平形状的装置支撑住上半身。这是一种为了谋求精神启迪的自主"体罚"。并不推崇大家效仿这种做法：多年保持站立会导致双腿肿胀以及疼痛难忍的溃疡，还可能导致终身残疾，更别提睡眠质量了。

一道没有那么密不透风的感知墙

我们也已提过在睡眠期间人类的应激能力会下降，因为睡眠为我们筑起了一道名副其实的**感知墙**，将我们与环境隔离。但这道墙具有选择性。我们能在高速公路附近或嘈杂的环境中熟睡，只要这是我们熟悉并可以信赖的地方。但如果有人在耳畔轻轻呼唤我们的名字，我们就会极其迅速地醒来。以年轻妈妈（爸爸似乎很少会这样）为例，她不会被窗外经过的汽车发出的噪声吵醒，但如果她的孩子在床上动了动，即便是在家里另一端的房间里，她都会醒过来。这又进一步证明大脑运转永不停止。甚至当我们酣睡时，它还在不停地工作，处理接收到的信息。

长颈鹿、狮子、鸟以及其他动物

通过行为特征对睡眠下的定义不仅让我们能够研究动物睡眠，而且说明为保障不同物种的生存，睡眠会与之相适应。因此，每个物种都有独特的睡眠特征。

让我们来简单了解一下不同物种的睡眠时长以及睡觉姿势吧。

长颈鹿每天睡 2～4 小时，且绝不会躺着睡觉。通常它会把脖子扭 180 度放在背上坐着睡觉。狮子每天平均睡 13.5 小时，常常躺着睡（可以想象一下它躺在热带草原中央，肚子朝天），而且它白天睡觉不分时段。为何长颈鹿和狮子的睡眠有这么大的差异呢？这与睡觉时防范能力会变弱有关。静止不动时，反应时间会更长。因此，长颈鹿既不能让自己睡太久，也不能采取一种阻碍自己在敌人靠近时迅速反应的睡觉姿势。而对于草原之王狮子来说，它知道自己不会被打扰，所以就敢采取任何姿势长时间睡觉。而且一天中任何时候都可以入睡，这也有助于狮子提高捕食概率。

所有物种的睡眠都会与自身安全情况相适应（见表1），例如鸟类总是在难以碰触到的枝桠上睡觉。它们睡觉时一般都是单脚站立，对这种现象并没有特别明确的解释（我们有一个美食家朋友自称能够根据味道以及口感来判断鸟睡觉时是用哪只脚站立的……但事实上这完全是无稽之谈，因为它们睡觉时会换脚）。

表 1　每日睡眠总时长（单位：小时/天）

长颈鹿	2	家猫	12.5
大象	3.1	实验鼠	13
鲸	5.3	狮子	13.5
人类	8	花栗鼠	15.8
狒狒	9.4	小棕蝠	19.9

每晚醒来 20～30 次

　　我们人类睡觉时也会有安全顾虑。尽管如今的住所总体上来说是相当安全的，但早先人类住在山洞里时，情况可就不一样了，睡觉时也相对容易被捕食。即便是现在，我们夜里仍会有规律地清醒 20～30 次，以确认周边环境没有对我们构成任何威胁并可以继续安眠。这种清醒状态持续时间非常短，以至于我们一般都不记得。但如果睡眠环境发生了变化，例如睡在酒店或朋友家，我们就会睡得不好。[①]

　　美国的一项研究表明，"第一晚效应"是由于我们在一个不熟悉的环境中睡觉而导致的。此时一个大脑半球会比另一个更加警惕，睡眠也会更轻，以确保万一受到威胁时能更加迅速地做出反应。研

---

　　① 这种现象被称为"第一晚效应"。

究人员运用了顶尖技术来解释这个人类迄今为止完全未知的现象。这项研究揭示，相对于控制情感的右脑，在大脑中负责分析的左脑通常更为清醒。保持警惕的大脑半球使我们能在具有潜在危险的未知环境中存活下去，它就像一位肩负重责的哨兵，一旦侦查到危险，就会帮助我们更加迅速地做出反应。我们在睡觉时非常脆弱，这是一种防护手段。

大脑一半睡觉，一半清醒

　　有些动物将只用一半大脑睡觉的能力发挥到了极致，这也解释了有些物种为何在恶劣条件下也可以睡觉。海豚等鲸类就是一个例子。这些海洋哺乳动物是有氧呼吸动物，但与人类的反射性呼吸不同，它们的呼吸是有意识的。这就意味着它们需要不时地浮到水面上呼吸。那么这些海洋哺乳动物在进化过程中是如何解决要呼吸就得醒着、睡觉就会死掉这个困境的呢？俄罗斯研究员列夫·穆克梅托夫（Lev Mukhametov）在实验室记录了这些动物的睡眠。为了既能保持清醒又能睡觉，海豚进化出了一种睡眠，被称为单半球睡眠。也就是说，在某个时刻，它的右脑开始睡觉，而左脑却保持清醒。当右脑醒来，就会轮到左脑睡觉。事实上，海豚永远不会同时用两个大脑半球来睡觉。至少有一半会保持清醒以控制维持生命所必需的功能，比如最为重要的呼吸。因此，我们可以看到沉睡的海豚会浮到水面上，一只眼睛睁着，一边背鳍从水里露出来。然后，它们会换边，"断开"另一半大脑，同时闭上另一只眼睛。

进化也决定着动物是白天还是夜间活动。对于大多数鸟类（除了猫头鹰等"夜视专家"）而言，夜间飞行既困难又危险（它们可没有用于在黑暗中照明的远光灯）。因此，这些动物白天活动、夜间睡觉。还有一些在白天极易受到攻击的小型哺乳类动物也会白天躲在洞里睡觉，等到夜间再外出觅食。

关于某些动物的睡眠，仍有许多问题尚未解决。瑞士鸟类研究所（l'Institut ornithologique suisse）以及伯尔尼大学（l'Université de Berne）的同事们最近做的一项研究引起了我们的注意，他们首次证明了有些鸟（研究的是高山雨燕）能够连续飞行超过 200 天而脚不落地（应该说爪不落地）。那么它们是如何睡觉的呢？很可能它们拥有和海豚一样的睡眠方式，也就是说用一半大脑睡觉，同时另一半保持清醒以继续飞行。实际上，单半球睡眠相对而言似乎在鸟类身上更常见。它们就这样睁着一只眼睛保持警惕，只有在感到安全时，左右脑半球才都会睡觉，双眼也就都会合上。

睡眠在不断进化

这些例子都说明睡眠已经进化，它为了保障物种生存而与环境相适应。这种进化现在是否仍在继续？就在此刻你们正在读这本书的时候？显然，事物并没有发展得那么快。但睡眠在不断进化，这一点是确信无疑的。

　　我们最近得到了一份证据，这要感谢马克斯·普朗克鸟类研究所（l'Institut Max Planck d'ornithologie）的德国同事们进行的一项研究。他们将同属乌鸫种（Turdus merula）的两个种群进行了对比：一群生活在树林中，另一群已经适应了城市生活（我们每天在广场上都会见到这些鸟，当我们坐在露天座吃早饭的时候，它们会飞来吃可颂面包）。他们发现，由于我们人类在城市中制造出的灯光和噪声，生活在城里的鸟儿白天起得更早而晚上睡得更晚。但更令人感到惊讶的是，把这群鸟置于稳定的实验室环境中，它们依旧保持着同样的生活节奏。环境在很短时间内改变不了它们的生物钟，而且基因组很可能已经发生了变化，因为在被带离城市环境后，它们为适应城市生活而形成的节奏依旧保持不变。

"持续无休"社会中的睡眠

　　相似的事情是不是正在人类身上发生？我们的睡眠是如何进化的？我们现在的睡眠方式和一个世纪前的相同吗？我们的睡眠会像乌鸫那样，为了更好地适应现在的环境而正在改变吗？这些问题很有意思，但我们还没有答案。在本书中，我们将试着给你们提供一些线索。

　　我们先来说说目前人类是如何睡觉的吧。这个问题看似简单，但想要说清楚，却也并不容易，因为我们对于睡眠并没有"标准"：每个人的睡眠都有差异，睡眠需求也不同。但我们可以说，无论如何,在 21 世纪的工业化社会中,成人平均每天睡 7～8 小时。我们现在采取的是**单相睡眠**,也就是只有一段集中在夜间的睡眠,这在动物界不太常见。尽管如此,在人类历史上,我们可能并没有一直采用这种睡眠方式。而且,我们认为人类现在的睡眠时间是史上最短的。正如伟大的睡眠学专家威廉·迪蒙特所说,我们正经历着一场名副其实的"疲倦大流行"(pandémie de fatigue)。我们生活在一个持续无休、不停运转的社会,在这个时不我待的社会(no-time-to-lose-society)里,消费者才是上帝。但每一天都同样是1440 分钟……

　　自有关于睡眠时长的科学记录以来,我们发现在 21 世纪的工业化国家,人们的睡眠比 100 年前平均少了 1.5 小时,30％的美国工人每天的睡眠时间不足 6 小时(这对于我们中的大多数人来说肯定太短了),而美国学生现在则比 30 年前少睡 1 小时。很多人的睡眠远不符合努西亚的圣本笃(Benedict of Nursia)提出的要求:8 小时祷告,8 小时工作,8 小时睡觉。或者与托马斯·莫尔(Thomas More)写的《乌托邦》(Utopia)中的描述也相差甚远:世外桃源中的居民工作 6 小时,睡觉 8 小时,其余时间自行安排。因而,我们的美国同事们创造出了"TAT 综合征"一词,意思是"永远疲惫"(tired all the time)。大多数人都被认为欠了"睡眠债"。我们一有机会就试着偿还这笔债务:周末睡懒觉,周日在电视机前(尤其是有一级方程式赛车转播的时候)睡个午觉。我们也可以在两周内每天多睡 2 小时以达到平衡。这不就是许多人在他们两周长假里的所作所为吗!

　　因此,我们总觉得要跟在睡眠后面"追着跑"才能赶上它。但我们从未追上过，因为我们生活在一种宣扬要找事情做、要一直有事可做的文化之中。甚至在度假时，我们会在早上 5 点起床前往（占用睡眠时间在网上找到最优价格后）位于我们所选择的旅行目的地的某座寺庙参观，而且"绝不能错过"。绝大部分人都会这样做，因为当我们好不容易抵达这座掩映在错综复杂的热带雨林腹地的寺庙时，像我们一样的游客早已人山人海了！

"初眠"和"晨眠"

几个世纪前，没有电灯、电视和网络时，我们是怎样睡觉的？有关于祖先睡眠习惯的详细叙述很少，但美国历史学家罗杰·埃克奇（Roger Ekirch）在他的《黑夜史》（*At Day's Close*）一书中，通过不同时期人们的叙述和数百篇历史文献，成功重组了前工业化时期欧洲和北美洲的睡眠情况，其研究结果相当惊人。

他在书中写道，在不再有光的时候，人们通常会早早上床，这样可以节省蜡烛，只有最有钱的人才会随心所欲地使用蜡烛。此外，在一些寒冷地区，房屋密封性不好，柴火又很贵，许多人家里，会一张床上睡 2～4 人，这样可以暖和身子。如果有客人，他们也会被邀请睡到同一张床上（盎格鲁-撒克逊人称之为"bed-fellow"，意思是"床伴"）。此外，床上的睡觉位置有严格的次序：女性睡在靠墙的一边，男性则睡在近门的一边，以防袭击或危险。睡眠实际上是一种群体行为。直到 18 世纪，法国贵族阶级的夫妻才决定分床而睡。

人们最初将稻草铺在地上用来睡觉,后来逐渐发展到精雕细刻的木床。15～17 世纪,床在欧洲非常普及,成了一种社会地位的标志。床常常是屋子里最为昂贵的家具,被视为家庭团聚的地方。睡觉和吃饭一样,是家人的共处时刻。

因为上床很早,人们可能要花一两个小时才会入睡。他们躺在床上处于休息状态,就会用这段慵懒无事的时间聊聊天、谈谈家长里短、做祷告或自我反省。床为加强家庭内部凝聚力做出了很大的贡献。接着,他们会睡上几个小时,在 2 个睡眠周期后(入睡后的 3～4 小时)的半夜醒来,然后保持一两个小时的清醒状态。夜间睡眠因此常常被一分为二,这一现象一直持续到 18 世纪末:第一段是"初眠",醒来一段时间后再进入第二段睡眠,后者被称为"晨眠"。不同于我们的**单相**睡眠,他们的睡眠是零散的**双相**睡眠。

夜间醒来在以往被视作是正常现象,一点都不会引起焦虑,但如今却相反:如果我们在半夜醒来,常常会担心下半夜无法再次入眠,也会害怕睡得不好会影响第二天的表现,但正是这种对于无法再次入眠的担忧最终让我们再也睡不着!我们的祖先就不会这样,他们会在半夜醒来后起床活动,或是躺在床上和床伴聊天、冥想或分享刚做的梦。无论是阿特米多勒斯·达尔狄安诺斯(Artémidore d'Éphèse)公元 2 世纪写的《占梦术》(Onirocritique),还是 18 世纪英国报刊亭标价 1～6 便士的此类主题刊物,早在弗洛伊德之前,历史上解读梦的书籍和刊物就很受欢迎。

另外,我们有许多祖先就是在夜间醒来的时段被怀上的。很多医生认为这段时间利于受孕:在结束了一天繁重的农活后,数小时的睡眠让人比刚入夜时体力更好,而且人们在释放精力后更容易再次入眠（这让我们想起了我们的一位睡眠医学导师，他将性高潮比作"穷人的安眠药"，我们在本书末尾还会提到这个词……）。

本笃会修士的睡眠

人们猜测这种一分为二的夜间睡眠实际上反映了本笃会（l'Ordre des bénédictins）创始人——圣本笃宣扬的修道士传统，其中包括半夜起床做祷告。事实上，本笃会教规对欧洲乃至全世界的修道生活都产生了深远影响，它要求修道士每天要有节制地进食、喝水以及睡觉。

这种节奏从圣本笃生活的公元 6 世纪一直延续到后世。有些宗教团体的夜间睡眠不是连续的，而是因夜间祷告而被切分：夜间祷告是为了让夜晚变得圣洁，应该在黎明前完成。几年前，我们的同事伊莎贝拉·阿努尔夫（Isabelle Arnulf），身为巴黎拉皮蒂埃萨尔佩利特埃医院睡眠病理学部门负责人，她带领的团队研究了生活在修道院的静修修士和修女的睡眠，发现他们睡眠分段，而且半夜会有意地清醒很长一段时间。她在文章《摇铃诵读晨经：修道院静修修士和修女分段睡眠的昼夜适应》（Ring the Bell for Matins：Circadian Adaptation to Split Sleep by Cloistered Monks and Nuns）以及《梦之窗》（Une fenêtre sur les rêves）中讲述了相关情况。修士和修女会半夜醒来做祈祷，有时持续到凌晨 2 点 15 或 3 点 15 分，然后再次入眠直至早晨 6 点 45 分。

半夜起床拜访左邻右舍

人们能在如古希腊诗人荷马（Homère）和意大利诗人维吉尔（Virgile）等人的作品中找到一些有关古希腊人和古罗马人这种双昼夜睡眠（sommeil bicircadien，即夜间睡眠分成两段）、双相节律的描述。古罗马人习惯半夜起床吃东西、喝水以及拜访邻居和好友，这在当时极其盛行。《旧约》中也能寻找到疑似碎片式睡眠的描述。《士师记》（*Juges*）16 章第 3 节中写道："参孙睡到半夜，起来将加河的城门拆下。"

双相睡眠一直存在于我们的大脑中

碎片式睡眠似乎一直潜藏在我们的大脑中。美国国家心理健康研究所（National Institute of Mental Health）的托马斯·韦尔（Thomas Wehr）证明了这一点。在为期一个月的实验中，为了再现如中世纪农民般的作息规律，他将一组志愿者置于一个 14 个小时一片漆黑、10 个小时有亮光的环境中。实验过程中，实验对象可以想睡多久就睡多久。第一周，他们平均每晚睡 11 小时，这很可能是在偿还睡眠债，我们中大多数人也肩负此债（好比银行的按揭贷款）。到第四周，他们平均每晚睡 8 小时，但睡眠并不连贯。首先，实验对象会倾向于在入睡前睁着眼睛躺在床上1～2小时。在平均3～5小时的睡眠后，他们就会醒来，然后安静地保持1～2小时清醒，此后的第二段睡眠则持续3～5小时。通过这个实验，我们发现一口气睡到天亮似乎是人类社会在19世纪人工照明出现后才有的新近现象，而双相睡眠则是人类睡眠的自然属性或"史前"行为。

床上的跳蚤、虱子和臭虫

大家可能想知道几个世纪前人们的睡眠质量是否会比现代人的更好？我们认为这个问题很难给出明确的答案。因为要想回答这个问题，需要考虑诸多因素。

一方面，我们祖先的睡眠可能更自然，节律受太阳光的影响更大。他们不受人工照明的干扰，不会被闹钟强行唤醒，也没有工作、家庭和社会的束缚，不用值夜班，更不会因节奏疯狂的现代社会而产生影响睡眠的焦虑。显然，现实中大量的睡眠障碍可能都是出于这些原因。

另一方面，也应该考虑到我们的祖先可能会遭受的一系列会干扰他们睡眠的情况。就拿睡眠环境举个例子：一张床上经常会躺好几个人，睡在身边的人或家畜会制造出噪声，更别说那些未被驯养但就在人们身边的动物，例如在夜间活跃的老鼠。寒冷的冬夜，屋子里几乎没有热气。病人没有药物治疗，呼吸困难、心脏不适或疼痛难忍（想象一下，要伴随着当时很常见的牙痛而眠，但他们手边连最起码的阿司匹林或消炎药都没有……)都会使他们难以入睡。每晚都要与遍布床铺,体型虽小却令人生畏的敌人做斗争,这些敌人即现代昆虫学中的三大巨头:跳蚤、虱子和臭虫。另外炎热地区还有蚊子。人们常常会因为在没有光线的夜里起床而打翻尿壶。还有对遭受袭击、有小偷行窃以及在集体想象中大量出现在夜间和梦中的恶魔的恐惧。

因为以上的种种干扰,人们经常会累积睡眠债,不少人也会通过午睡来弥补糟糕的夜间睡眠。总而言之,在历史上的某些时期,对于相当一部分人尤其是(向来如此)穷人而言,他们无法保障自己的睡眠质量。一位 17 世纪的医生说,他有 20% 的患者抱怨过失眠,尽管原因各异,但这一数据比例和现在(21 世纪)的估值相近。此外,古代就有了诱导睡眠的治疗措施。人们将其称为“dormitore”(拉丁语,意思是“助眠术”),“dormitore”可以安抚人们睡觉的焦虑情绪。那时,如鸦片酊(鸦片溶于酒精)等药物广受人们欢迎。当然,人们也常在睡前喝些烈酒助眠。但这并非良策,我们如今都知道虽然酒精能让人快速入眠,但这种睡眠会更加零碎,质量也更差,一定程度上还会导致隔天的“宿醉头痛”(见本书末尾)。

难以解释的失眠现象

如果我们追溯到更远的历史时期呢? 那些离我们最遥远的祖先是怎样睡觉的? 显然,我们无法考证居住在山洞里以捕猎、摘果子为生的最早一批人类是以何种方式睡觉的。但最近,加州大学洛杉矶分校(UCLA)的杰罗姆·M.西格尔(Jerome M. Siegel)完成了一项研究,得出的结果猛烈地冲击了我们之前关于睡眠的看法,时常伴随着睡眠发生的事情被证明远比表象复杂得多。

　　我们刚在前文论证过我们正处于人类历史上睡眠最少的时期。以太阳和月亮为标志,有无日光是调节我们生物钟的主要外因;人类的自然睡眠可能是双相夜间睡眠,由一个夜间的清醒时段分成两部分。为了确认这一点,杰罗姆·M.西格尔和他的团队研究了3个部落的睡眠,这些部落仍保持着与原始人类极为相近的作息规律。他们分别是坦桑尼亚北部的哈扎族(Hadza),纳米比亚的卡拉哈里桑族(Kalahari San)以及玻利维亚的提斯曼族(Tsimane)。这3个部落居住地区相隔甚远,相互之间无任何基因联系,他们都不用电,都像数千年前的人类那样生活,与大自然和谐相处。研究这3个族群的作息规律也许能得到一些关于前现代智人在受到生产社会干扰之前的基本睡眠特征的线索。

　　最终得出的研究结果令人震惊。确认的第一点是,尽管3个部族生活在彼此相距很远的地方,但他们的睡眠示意图却极其相似,所以这些睡眠示意图,能够基本反映原始人类特有的睡眠特征。他们的睡眠时间在5.7~7.1小时,平均为6.4小时——比现代社会中的人均睡眠时间还少！他们很少夜间醒来,白天也几乎不午睡。研究对象在冬季时,只有7%的日子会睡午觉,夏季则有22%的日子,平均午睡时长为32分钟。夜间睡眠则是在太阳落山之后,平均时间是在太阳从地平线上消失的3.3小时之后,早晨醒来的平均时间则是在太阳升起的1小时前。极其令人惊讶的是入睡和醒来都与光线强度无关,反而与体温紧密相关:夜间睡眠开始时总伴随着夜间体温的生理性下降,早晨醒来则总是与体温上升相伴。由于体温会受外部气温影响,3 个部族在夏季和冬季的睡眠有所差异。更准确地说,他们冬季比夏季平均多睡 56 分钟。

此外,研究人员对 3 个族群睡眠障碍的发生频率产生了兴趣,他们就疲惫和睡眠质量问题询问了此项研究的参与者们。起初,尽管有随行的代理翻译,但研究员仍觉得这种采访很困难。由于语言障碍,他们无法很好地交流,而且在采访之后,他们在受访者脸上看到无法理解或惊讶的表情。后来终于找到了原因:这 3 个族群都没有一个词可以用来形容失眠!他们的语言里没有用来表示"睡得着"的词汇。睡眠对他们来说是一种天生的生物功能:困了就睡,不想睡就醒来。就是这么简单!只有 1.5%～2.5% 的参与者称自己在过去曾经历过糟糕的夜晚,但如果将其与当下睡眠差的人数相比,这一数据就是轶事一桩了。

这项研究给我们带来了一些极为有趣的信息。在所谓的"现代"或后工业化社会中,我们当下的睡眠已被证实发生了巨大变化。日常体温变化周期曾经是天然的睡眠调节器,但如今在很大程度上它已被现代睡眠环境所消磨殆尽。最重要的是,我们了解到人类很可能不比以前睡得少,只是睡眠质量变差了很多!

睡眠调节机制

觉醒中枢和睡眠中枢

20 世纪初一个名叫康斯坦丁·冯·艾克诺默的神经科医生在研究流行性甲型脑炎患者大脑时发现：人有一个觉醒中枢和一个睡眠中枢。更确切地说，多亏了神经科学的发展，我们现在知道人类拥有多个觉醒中枢、慢波睡眠中枢以及异相睡眠中枢。

当然，它们的名字有些简单粗暴。例如，觉醒中枢就包括了网状结构、无名核、蓝斑核、导水管周围灰质以及结节乳头核等。这些神经中枢在觉醒时处于活跃状态，它们通过神经递质——脑细胞产生的化合物——与大脑的其他部位进行联系。觉醒神经递质包括去甲肾上腺激素、多巴胺、乙酰胆碱和组胺等。为了启动睡眠机器，一个小小的脑核将发挥巨大作用。大脑中的这一小部位，就如冯·艾克诺默所猜测的那样，位于下丘脑前部，被称作"下丘脑腹外侧视前区"（英文缩写为 VLPO）。它的作用就如一个开关，因为它一旦被激活，就会接通大脑电路，释放一种叫作 GABA 的物质（γ-氨基丁酸），从而产生深度睡眠，同时让觉醒中枢停止工作。慢波睡眠核被激活后，引起并调节异相睡眠产生的脑核就会以同样的方式开始运作，也就是与乙酰胆碱共同发挥作用的背外侧被盖核（laterodorsalis tegmentum）（这可不是翁贝托·埃科的代表作《玫瑰的名字》里面小说人物的名字）。

我们可以将觉醒系统和睡眠系统视作一个天平，一个系统的活跃则会抑制或阻止其他系统运作。（见图 2）有一种非常重要的物质能确保这个平衡系统正确运行，两个不同的团队于 1998 年发现了这种物质，因此，它有两个名字：下丘脑分泌素（因为它产生于下丘脑）或进食素（因为它具有刺激食欲的特性，即可以调节胃口）。这种物质能稳定人的警觉状态：我们一旦醒来就能保持清醒，一旦入睡就能一直睡下去。当下丘脑分泌素或进食素不存在时，人就会突然由觉醒状态变为睡眠状态，或是突然由睡眠状态变为觉醒状态。这种情况被称作发作性嗜睡病：患此病的人会在安静睡觉的时候突然醒来，还会在完全清醒的时候例如正在说话或走路时突然入睡。我们之后再回到这个话题。

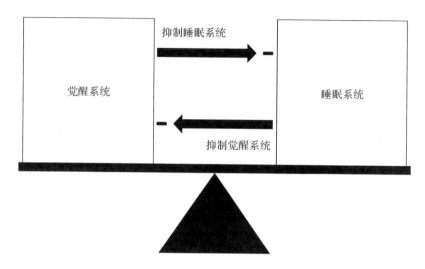

图 2　觉醒系统和睡眠系统像天平一样相互制衡

　　我们在一天内某个时刻的警觉状态取决于觉醒系统和睡眠系统的平衡；
就像一个天平，活跃的一方会阻止另一方。

　　最终，一种在觉醒和睡眠时都会发挥积极作用的神经递质被发现了：血清素。它产生于大脑的中缝核，后者在觉醒时处于活跃状态，但失去活性后就会引起失眠。血清素会促进安眠物质的合成，因此在我们清醒时就为睡觉做准备。你们或许知道，血清素也会引起抑郁症，这也就解释了为何很多身患抑郁症的人有睡眠障碍。

　　我们刚刚谈到的这些脑核彼此之间的距离很近，而且都位于脑干部分。脑干是人脑深处的一个部分，位于大脑和脊髓之间。一方面这反映了它的原始特征，另一方面，也反映了它的重要生物意义，因为调节如呼吸、心脏跳动等其他基本功能的脑核都位于脑干。这也说明了单独的睡眠障碍很少与脑损伤相关,因为脑损伤意味着脑干上的脑核受损,而这必然伴随着其他严重的神经系统症状,如大范围肌肉瘫痪。

亚里士多德,睡眠可不是消化引起的!

既然大家已经对觉醒和睡眠时的大脑解剖构造有所了解,那么接下来就讲讲这些中枢的活动是如何被调节的。换言之,是什么决定了我们醒来还是入睡,又是什么决定了我们在一天中的某个时刻想要睡觉? 有些人觉得是肝或者消化作用,又或是我们身体疲劳程度。而亚里士多德关于睡眠的看法,在西方医学界一直盛行至中世纪,但与我们现在的观点却大相径庭。根据这位古希腊圣人公元前300多年所写的《论睡眠》(*Traité du sommeil et de la veille*),睡眠源于腹部:胃部消化食物并产生体液,体液向上流至头部,从而产生睡眠。他也以此解释了为何我们饱餐一顿后就会昏昏欲睡。他还用另外一些更令人怀疑且站不住脚的观点来支撑自己的理论。例如,他认为头大的人更容易入睡。

然而,亚里士多德也清楚地意识到"大脑是睡眠的中枢场所"。事实上,睡眠是一种大脑功能,主要由两种相互作用的重要机制来调节。这一理论由药理学家亚历山大·A. 伯贝里(Alexender A. Borbély)教授提出,他 1939 年出生于布达佩斯,现在在苏黎世从事科学工作。这两种机制被称作过程 S(sleep,睡眠)和过程 C(circadien,昼夜)。

过程 S:清醒时间越长,越渴望睡觉

过程 S 假设我们大脑在清醒状态下会积累安眠物质,即诱发睡眠的物质。不难想象,在觉醒时极为活跃的神经元(对某些人而言,反应会比其他人更强烈)会产生一些物质,这些物质会在脑中不断积累。我们清醒时间越长,这些物质就会积累得越多,直到某一临界点,它们就能启动睡眠机器。这就好比打开了睡眠开关,而开关就在下丘脑腹外侧视前区。

我们又将过程 S 称为睡眠的"内稳态"。换句话说,机体通过这一调节过程将自身常数维持在严格的范围内。只有最重要的生物功能才由这种系统调控,例如温度。一旦温度超过某一界限,为了维持使机体正常运作的内部温度,身体就会做出反应:如果太热,人就会出汗;如果太冷,人就会发抖产生热量。饮食也是如此,如果我们一段时间不吃不喝,身体就会渴望食物或水,而且这种需求会越来越强烈。睡眠也一样,我们清醒时间越长,就越会渴望睡觉。如果我们因想要保持清醒而强迫身体机器运行的话,睡眠需求就会不断积累,直到某一临界点,即便我们不想睡,也会自动进入睡眠状态,而且这可能发生在本不应该睡着的场合,如在与领导一起开工作会议的时候,或者在开车的时候,不幸的是很多车祸就是这样发生的。

但我们对这些安眠物质有多少了解呢?不多。安眠物质大概有好几种,目前研究得最充分的一种就是腺苷。什么是腺苷?简单地说,它是一个复杂棘手的生化问题⋯⋯当细胞破坏 ATP(它的全名可不是网球专业协会,而是三磷酸腺苷)分子,腺苷就会产生。ATP

可以储存能量,它的断裂会为细胞新陈代谢的化学反应提供必要能量。细胞消耗的能量越多,它们燃烧的 ATP 就会越多,产生的以腺苷形式存在的残留物也就越多。腺苷会在大脑里不停地累积,直至超过某一水平时,就能激活下丘脑腹外侧视前区并启动睡眠机器。腺苷在大脑中就像一把钥匙,插进锁里就可以触发细胞反应。生物学家们将位于细胞入口(就像房门一样)的锁称为"受体"。

你们至少都知道一种能阻止腺苷打开睡眠之门的物质,它就是世界上最常用的合法精神类药物:咖啡因。它从咖啡(源于埃塞俄比亚的一种植物)中提取而来,最初被视为一种极其昂贵的药物,如今咖啡文化已风靡全球。咖啡中的咖啡因是腺苷的敌人。咖啡因会依附在腺苷受体(细胞的锁)上并阻止腺苷发挥作用,以此推迟睡眠的出现。

你们知道吗？

关于世界上最畅销的精神药物的小故事

咖啡在我们今天的生活中无处不在。对于我们中某些人而言，就像诗人艾略特（T. S. Eliot）所说的那样："是用咖啡勺来丈量我们的人生的。"咖啡树源于埃塞俄比亚，如今在那里仍有野生咖啡树。咖啡树最初被栽培在如今的也门地区。公元 575 年左右，这个国家在穆哈港附近进行大规模商业活动。第一批咖啡馆出现在麦加，随后遍及亚丁、麦地那和开罗。人们在咖啡馆不仅能喝咖啡，而且还可以在这里约会、聊天、下棋或听音乐。威尼斯商人于 1615 年将咖啡引进欧洲，随之咖啡征服了欧洲。它进入欧洲的时间比茶叶晚 5 年，更比 1528 年就被西班牙人引进的可可晚了数十年。1683 年，威尼斯开了欧洲首家咖啡售卖店。此处现在还有被视作世界上最古老的咖啡馆——威尼斯的花神咖啡馆（le Café Florian）。它位于圣马可广场（la Place Saint-Marc），由弗兰切斯卡瑞（Floriano Francescari）开设于 1720 年。咖啡树最终于 18 世纪抵达新大陆，美洲此后就成为咖啡的全球生产中心。全世界都饮用咖啡，咖啡文化也为全世界共有。咖啡制作方法多种多样。也许是出于好奇，王室医生莫宁·德·格勒诺布尔（Monin de Grenoble）于 1685 年成为第一个往咖啡里加牛奶的人。

　　除了轻微的苦味,咖啡中咖啡因几乎没有味道,因此我们经常难以辨别有咖啡因的咖啡和脱因咖啡。但脱因咖啡并非一点咖啡因都没有。对于大多数品牌而言,5～10 杯脱因咖啡中所含的咖啡因与1～2杯普通咖啡等同。一杯脱因咖啡含 9～14 毫克咖啡因,而一杯普通咖啡则含 75～150 毫克。咖啡因的摄入量取决于咖啡的摄入量,即便一大杯普通咖啡看上去没那么浓,但它包含的咖啡因却与2～3杯意式浓缩咖啡等量。咖啡因也不只存在于我们每天早晨上班前或在咖啡馆露天座喝的咖啡中,因为它具有兴奋作用,所以也被用于许多饮料的工业生产,比如可乐、能量饮料等(见表 2)。我们认为地球上咖啡因饮料的消费量相当于地球上每个人每天都会喝含咖啡因的饮品。在北美洲,90％的成人每天都会摄入咖啡因。

　　咖啡和含咖啡因的饮品使我们保持清醒。但不要忘记茶所含的茶氨酸是一种与咖啡因极为相似的分子,它也能使人兴奋并抗拒睡眠。同样,由可可衍生出的巧克力也含有微量咖啡因,但含量极少(5小块巧克力所含咖啡因与一杯脱因咖啡含量相近),不会让人们难以入睡。除非人们对咖啡因极为敏感。

表 2　饮品中咖啡因含量

饮品	咖啡因含量/毫克
现滤咖啡(杯)	145
速溶咖啡(杯)	105
浓缩咖啡(杯)	75
脱因现滤咖啡(杯)	10
脱因速溶咖啡(杯)	2.5

续表

饮品	咖啡因含量/毫克
红牛(升)	210
百事极度(升)	165
健怡可口可乐(升)	135
百事可乐(升)	110
百事轻怡(升)	105
可口可乐(升)	100
雀巢冰爽茶(升)	80
茶(杯)	25~50(视种类而定)

注：一杯约等于250毫升。

　　咖啡因也与个人的敏感度、基因相关。每个人的睡眠都不相同，同理，咖啡在我们身上的效果也不相同。苏黎世大学的汉斯·彼得·兰多尔特(Hans Peter Landolt)教授已经证明了这一点。在一系列实验中，汉斯·彼得证明人们对咖啡因的敏感度与腺苷受体的构造相关，这些小锁位于腺苷(启动睡眠)或咖啡因(阻止睡眠)依附的细胞的入口。从基因角度来看，有些人的受体对咖啡因极为敏感(一杯咖啡下肚后必定会度过一个不眠之夜)，而另一些人就没那么敏感(即便睡前喝一杯咖啡，他们也能毫无障碍地入睡)。不管是否对咖啡因敏感，如果你们睡觉易醒，最好喝草本茶①，而应该避免喝咖啡，还有茶、可乐、能量饮料等。

————————

①　草本茶是用药草冲泡的茶，而不是用真正的茶(茶属植物)冲泡的。

应该在睡觉前多久不再喝咖啡？换句话说，咖啡因奏效时长是多少？我们刚说过，这很大程度上取决于每个人的敏感度。但像所有其他物质一样，咖啡因在胃部和小肠被吸收后会分散到人体各处。在此过程中会它会使人亢奋、不想睡觉，之后它就会被排泄掉。药理学家经常提到的半衰期是指人体将一半吸收物质排泄出去所需要的时间，它也标志着物质发挥作用的时长。咖啡因在一个健康的青年人体内停留时间为 3～4 小时。但这一时长会在很多因素影响下有所不同。抽烟（咖啡的经典搭配）会缩短半衰期，人体会更快地将咖啡因排出去。但服用一些药物却会延长半衰期，例如服用口服避孕药就会延长咖啡因在人体内的停留时间，可延长至 5～10 小时。在孕妇体内，咖啡因的半衰期可达 11 小时，在新生儿体内则长达 30 小时。因此，睡眠脆弱的人就要认真计算在何时喝下一天中的最后一杯咖啡，无论如何至少要在睡前 4 小时。

过程 C：脑中的瑞士钟

但过程 S 并不能解释一切。有过不眠之夜经历的读者会注意到夜里的某些时刻很难保持清醒，尤其是在凌晨 3～5 点。这是必然的，因为在这段时间，我们已经积累了大量安眠物质，正如前文所说，如腺苷这些在觉醒时产生的物质会让我们渴望睡眠。但过了某一时刻，临近清晨时，我们就会觉得好一些，不会那么困了，甚至还会感到有些欣快和亢奋。如果我们的睡眠只由过程 S 调节，这种情况就不太可能会发生，因为我们清醒时间越长，对睡眠的渴望就越强烈。这一明显的矛盾之所以存在，是因为我们大脑中有一只名副其实的生物钟。这只生物钟规定了我们的生活节律，它决定了一天中何时有利于入睡，而在其他时候即便我们很累也很难入睡。这只生物钟不仅标记着觉醒/睡眠节律，还会记录下有昼夜节律（rythme circadien，过程 C 的名称就由此得来：拉丁语 circa 意为"大约"，dies 意为"一天"）的人体的许多其他功能，如体温、某些激素的分泌等。研究者已成功找到此钟的定位，它位于视交叉上核上，这个约 1 毫米的微小结构位于下丘脑，正好处于视路上方。但实际上，我们人体的每个细胞都有内部生物钟。视交叉上核就像乐队指挥，让其他生物钟共同发挥作用。与周围组织中的"附属振荡器"相比，它才是"主钟"。（见图 3）

　　但出乎意料的是，我们的生物钟并不准确地按 24 小时工作。事实上，我们大多数人视交叉上核上的神经元都有自己的节律，它甚至在持久的黑暗中也会一直存在，且超过 24 小时（人类平均约为 24 小时 11 分钟）。

　　法国岩洞探学家、地质学家、科学家米歇尔·西弗尔（Michel Siffre）进行的一系列实验就证实了这一点。1962 年，23 岁的他花了两个月隐居在斯卡拉森洞穴（位于意大利境内阿尔卑斯山的玛尔格瑞斯峰）130 米深处的地下冰川中：消失在地球中心，一旦发生事故无任何施救可能，不断受低温、湿气、冰块或岩石坠落的威胁，尤其是没有任何时间参考。除了依据其自身内部的生物钟，他没有任何时间参考，也没有一丝光线，处于绝对的孤独之中。"每一天"，他计算着自己醒来和入睡的次数，并通过对讲机将此告诉在外面的同事，后者记下这些信息但不会向他透露一丝关于外部时间的线索。生活在"一个永无止境的夜晚中，夜复一夜，千篇一律的黑色，一成不变的寂

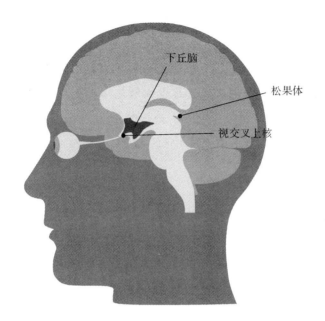

图 3 人类体内的生物钟位置示意图

ⓒ瑞士医药卫生集团

人类和其他哺乳动物体内的生物钟位于下丘脑底部的视交叉上核内（就在视交叉上方，视交叉是两条视神经交叉的地方）。视交叉上核的特有节律受光线影响，24 小时发挥作用。

含黑视蛋白的视网膜神经节细胞与视交叉上核和分泌褪黑素的松果体相连，会受光线影响。受到光照，分泌褪黑素的活动就会停止。反之，光线减弱，褪黑素就会增加，有利于入睡。

静，无休无止"，因此他能够分析人体生物钟在日夜交替之外的运作方式。他饿了就吃东西，渴了就喝水，困了就睡觉。很快，他的同事们就发现他的觉醒/睡眠节律逐渐发生了变化：他的睡眠循环每天延长约 30 分钟。在实验中，米歇尔·西弗尔的同事们要记录下他在不知道时间的情况下所推测的时间，他们也不得不度过那些不能睡觉的艰难夜晚，因为米歇尔·西弗尔常常在半夜将他们唤醒，而在他入睡的时候，他的同事们则要起床。米歇尔·西弗尔在《时间之外》（*Hors du temps*）一书中讲述这一经历时写道，当他的同事们于 9 月 14 日早上 6 点 30 分结束了两个月的实验后来接他时，他还以为是 8 月 20 日早上 8 点。

　　然而，如果我们的生物钟不是按 24 小时的节律运转，那么一天怎么可能按 24 小时计算呢？这是因为人类有能力自我校准内在生物钟。事实上，所有人每天都要校准自己的生物钟。我们之所以能够做到这一点，要归功于"Zeitgebers"（德语，意为"计时器"）这种外在同步器。而主要的外在同步器是什么呢？**光线**。实际上，光线对生物节律，尤其是觉醒/睡眠节律起着至关重要的作用。每天早晨，阳光照在身上，我们的生物钟就会进入觉醒模式，而当晚上光线消失，它又会开启睡眠模式。不过在当今社会，我们平常要么很少暴露在光线下，尤其是在冬天，要么就是在不应该暴露的时候暴露在光线下，比如我们在睡前看电视、平板电脑、手机等。现在，显示屏无处不在，新型设备的蓝光（波长为 380～500 纳米）尤其多。然而，负责告知生物钟光线存在与否的视网膜细胞——含黑视蛋白的细胞对蓝光极为敏感。与视锥细胞、视杆细胞等其他视网膜细胞不同，含黑视蛋白的细胞并不能让我们"看到"东西，却会影响我们感知光线。也就是说，这些细胞并不负责让人看到光线，而是负责驱动昼夜节律。一些盲人不仅缺失能使他们"看见"的细胞，而且缺失这些能感知光线的细胞，因此他们就很难拥有固定的觉醒/睡眠节律，但对于其他盲人而言,即便看不见,也能保持固定的作息节律,因为他们的视网膜仍然具有含黑视蛋白的细胞。

生物钟和睡眠机器之间能建立起联系要归功于一种你们可能听说过的物质:褪黑素。事实上,每天晚上当光线开始变暗时,位于大脑中央的一个小腺体(松果体)会分泌褪黑素,这是一个化学信号,告诉大脑该睡觉了。例如,我们知道属于"夜猫子"类型的人体内褪黑素的分泌会更晚,所以通过测量不同时间段的褪黑素就可以判断这个人是早睡早起的"百灵鸟"还是晚睡晚起的"夜猫子"。一旦暴露在光线之下,褪黑素就会消失得无影无踪。因此,如果我们晚上将自己暴露在光线下,褪黑素的分泌就会遭到抑制,睡眠机器就无法收到让它启动的化学信号,我们就不会入睡,或者难以入睡。目前实验室能够合成褪黑素用来帮助调整内在生物钟。对"夜猫子"而言,他们不用等待体内分泌褪黑素(太晚了),合成的褪黑素可以"欺骗"大脑并让它在适当的时间开启睡眠模式。人们同样可以将这种褪黑素给无法感知光线且生物钟运作不受控制的盲人服用(就像米歇尔·西弗尔在《时间之外》的经历一样)。当然,人们在有时差的旅行中经常用褪黑素来迅速调整生物钟,工作时间不规律的人也会用它来迫使自己睡觉,例如在早晨睡觉。

> **—— 你们知道吗？ ——**
>
> 我们再也看不到星星了
>
> 由于"光污染"，大多数人类都再也无法欣赏到璀璨的星空了。在没有光污染的天空中，肉眼可见的星星多达2700颗。如果你们正在夜间读这本书的话，现在请试着数一下夜空中的星星。事实上，80％居住在西欧和美国的人都不再会拥有漆黑的夜晚。2/3的人类未曾在晚上见过银河。在某些大城市，人们不得不到远离城市1000公里之外的地方才能像我们的祖先那样欣赏夜空。这就如试图在高峰时段的纽约时代广场上听弦乐四重奏一样！
>
> 然而，我们的进化是在一个没有人造光的世界里完成的，褪黑素是一种在黑暗中产生的激素，它能让我们调节觉醒/睡眠循环。而如今，光无处不在，我们的健康自然要为此付出代价。经济和生态系统也是如此。

尽管光是主要的外在同步器，其他"计时器"，或称为"社会同步器"也很重要。它们在我们的觉醒/睡眠节律中也扮演着举足轻重的角色，尤其是在像冬天那样光照很少的时候。事实就是，我们每天都在同一时刻醒来、起床，在固定的时间吃饭。社会节奏和约束最终很好地调节着我们的生物钟。但对于数年如一日地在同一时刻起床、固定作息规律已经养成的人而言，失去工作或退休后，一切都失调。这些人开始睡得越来越不好，因为他们丢失了让自己作息规律的条条框框。我们之前已经讲过，睡眠是一项基本生物功能，但它也是一种行为和节律。如果节律不对劲，睡眠也就不会正常运作。

稀奇的是，我们发现这些社会同步器在其他动物身上也发挥着重要作用，例如在我们的小体型朋友——蚂蚁身上，这看起来似乎很令人惊讶。洛桑大学基因组联合中心（Centre intégratif de génomique）的梅迪·塔夫提（Mehdi Tafti）教授团队和洛桑大学生态与进化学教授、享誉全球的蚂蚁研究专家洛朗·凯勒（Laurent Keller）合作进行了一项实验，他们在实验中记录下了一个蚁群的休息/活动时间。他们为每只蚂蚁装了一张芯片，以便摄像机能 24 小时记录它们的个体活动。由于蚂蚁一般生活在地下，我们的同事猜想它们的睡眠习惯并非由昼夜交替所决定，他们实际上也证明了这一点。另一方面，他们能够确定蚂蚁在群居时会同步睡眠。但如果它们被带离群体独自待着的时候，它们的节律就会彻底紊乱。在蚂蚁中似乎也存在着不同阶层，美国南佛罗里达大学的研究者们发现蚁后的睡眠相对而言更长、更深，平均每天长达 9 小时。而工蚁睡眠时长只有其一半，而且常常是在一天中时不时地小憩一会儿，这样在有需要的时候总有工蚁随时待命。

视交叉上核像乐队指挥一样负责把控节律，不仅是觉醒/睡眠节律，而且包括体温等其他人体节律。实际上，我们人体内部温度在一天之中会有所波动。成人体温在 36.5℃～37.5℃ 之间，在昼夜间会自然上升或下降 1℃。我们的睡眠与温度节律密切相关。凌晨 3～5 点气温最低，在这一时间段也最难保持清醒。夜晚，我们总是在体温开始下降之际入睡。这里说的体温是指中央温度（身体内部的温度），它与周边温度（例如四肢的温度）有所不同。此外，为了让中央温度下降（以便入睡），身体得通过周边散发热量。也就是说，我们的大脑会降温散热，为此我们的双脚必须暖和，这样一来，我们才能入睡。在生活中也不难注意到如果双脚冰冷，我们就会难以入眠。巴塞尔大学的安娜·威尔茨-贾斯蒂斯（Anna Wirz-Justice）和克里斯蒂安·卡乔森（Christian Cajochen）研究了血管痉挛综合征患者的睡眠。在这种病症中，动脉会不正常地收缩，该病患者经常手脚冰冷，因为血液很难传到肢体末端。研究人员发现无论是在刚入夜时还是夜间醒来时，该病患者要花更长的时间才能入睡。这也许与难以使双脚变暖以降低中央温度有关。

　　同理，如果在晚上进行高强度体力活动，我们的体温就会升高，但我们往往在温度下降时入睡，所以我们的入睡时间会更长。因此，建议睡眠浅弱的人不要晚上健身。而且，在睡前洗个"冷"水澡要比高温淋浴效果更好。

睡不好，可不是月亮惹的祸！

　　那月亮呢？它不会影响我们的节律吗？在历史上不计其数的文化中，我们能找到一些有关月亮影响健康的叙述，尤其是对睡眠的影响。数不胜数的病人告诉我们，他们在满月之夜会睡得不好。这是个很有趣的问题。因为我们之前已经讲过光会影响睡眠。更为重要的是，当我们还生活在岩洞里的时候，满月之夜的月光会让我们更容易被天敌锁定，因而更容易遭受袭击。可以想象，我们以前在满月之夜更为警觉，睡眠也就会更差。但如今，在我们受到良好保护的房屋或公寓内,我们就不能说月光让我们更加脆弱。"月周期"时钟可追溯至人类居住在岩洞中的那段时期,难道我们的原脑还保留着这段记忆,以至于 21 世纪的我们在满月之夜仍然更为警惕且睡不好?事实上,直至今日,关于月亮对睡眠的影响,我们只能听到许多神话和迷信,但很少有科学依据。我们想起巴塞尔大学睡眠和时间生物学实验室的领导者——克里斯蒂安·卡乔森教授在一次睡眠大会上告诉我们,他曾分析了月相对睡眠影响的相关数据,并得出了完全出乎意料的结果。

一个月圆之夜,在与实验室其他成员喝啤酒的时候,他想到可以看一下睡眠记录数据,这些数据是另一项研究从健康受试者(没有睡眠障碍)身上获取的。这样他就可以根据实验数据的记录日期判断出是何月相,还可以在记录中看到实验对象的睡眠在某一月相期间是否变差。通过分析以往数据,他消除了所谓的"认知偏差":如果你们被告知将要去参加一项研究,分析月相对睡眠的影响,你们显然会在上床前去看月亮,而这可能完全是下意识的,如果当天是满月,你们就会预先倾向于睡不好。他的发现的确令人惊讶。受试者为 17名 20～30 岁的年轻人和 16 名年龄在 57～74 岁之间的中老年人。所有受试者都很健康,不服用药物,曾在严格控制光线、温度等条件的实验室睡过觉。他们在满月之夜睡眠都会变差:他们平均要多花 5分钟入睡,睡眠时长短了 20 分钟,最益于恢复精力的深睡眠时长则短了 30%。这是首次用科学的方式揭示月相对睡眠的影响,因而让人印象深刻。

但我们想研究得更深入一些。如果说这项研究表明月亮对睡眠可能产生影响,可要知道它是在非常特殊的条件下进行的:实验室条件严格受控，实验对象人数有限且从未抱怨过睡眠问题。但如果是真实生活中，当我们或多或少地度过快乐的一天之后睡在床上，隔壁邻居有点吵，窗帘上透着路灯的光，那么结果在这样的环境下又会如何？因此，在出色的统计学家佩德罗·马尔克斯-维达尔（Pedro Marques-Vidal）教授的帮助下，我们分析了自己的研究 HynoLaus 的数据。在这项完成于洛桑①的大型研究中，我们抽选了本市具有代表性的成年人并对他们的睡眠进行了分析。研究对象年龄在40～85岁，人数多达 2100 多位，他们都同意在家里记录睡眠。这项工作花了我们 5 年时间，但它却是独一无二的，且规模在全球同类研究中为最大。根据在熟悉环境中接受记录的这一庞大的普通成年人抽样来看，我们没有发现月亮对睡眠有任何显著影响。

奇怪的是，我们分析了没有睡眠疾病（如呼吸暂停）的人的睡眠，尽管月亮的影响不大，但睡眠似乎在满月之夜显示出了缩短的趋势（缩短了几分钟）。因此我们得出的结论是，即便"月周期"节律可能存在，但与其他会对我们睡眠产生影响的各种因素（来自外部环境，患有扰乱睡眠的疾病，等等）相比，它对睡眠产生的作用微乎其微。

人们之所以会觉得在满月之夜睡眠会变差，是因为这些夜晚在记忆中更加深刻：当我们睡不着就起床的时候，一抬头就看见一轮玉盘高挂，皎洁明亮，蔚为壮观。于是我们自言自语："这很正常啊，今天是满月。"第二天，我们便会记住它并跟周围人分享。相反，在其他

① 洛桑（Lausanne），为瑞士西南部法语区城市，它是瑞士联邦沃州和洛桑区首府，同时也是瑞士第五大城市、第二大法语城市。

没有满月的夜晚我们也睡得不好,但我们就忘了或找到其他解释。因此,如果睡得不好,千万不要再责怪月亮,应该赶紧去看医生!

午觉万岁……但并不一直如此

午觉也是我们生物钟活动的结果。下午刚刚开始的时候,觉醒状态有所松动,睡眠之门就会打开,如果条件适宜,我们很容易就能入睡。有人觉得睡意的产生是因为我们吃了饭或是需要消化,但不管它是如何产生的,都与进食毫无关联。我们甚至可以说午觉是人类基因的遗产。午觉可以让人恢复体力,大量研究也表明在下午刚刚开始的时候小睡一会儿会让人提高效率、更有干劲,因此有些公司会建议员工睡午觉。他们认为这并不是在浪费时间,反而是在盈利。

午睡也是一种文化,在一些中午过于炎热而无法进行其他活动的国家尤为盛行。这些国家的人们会更充分地利用凉爽的夜晚进行活动,所以睡得更晚。晚睡 1 个小时会导致夜间睡眠不足,但白天小睡一会儿便可弥补,最佳补觉时长是 20～30 分钟,这也足够恢复精力了。

睡午觉也是一件幸福的事。因为睡眠不仅是一种生物功能,而且是快乐源泉。午觉体现了睡眠的享乐成分。但午觉时间不宜过长,否则我们就会进入深睡眠且醒来后会感到很不舒服,这种情况被称为"睡眠醉酒症"。另外,即便午睡时间很短,但它也会影响夜间睡眠并导致晚上入睡困难。所以,没有睡眠问题的人可以高呼:午觉万岁！反之，如果睡眠差，就要避免在下午刚刚开始的时候午睡，这样才能在最大程度上让睡眠集中在夜间。这也是失眠患者来求诊时我们向他们最先提出的要求之一，我们将在下文中更详细讨论其他失眠治疗手段。

你们知道吗?

每天的第 6 个小时

法语中"sieste"（午觉）一词源于西班牙语的"siesta"。siesta 是指天主教祭礼计时规则中每天的第 6 个小时，与我们的 12 点相对应，是一天中最热的时候。

睡眠的功能

睡眠像周末：可以做很多事

希望在前文中，你们已经能认识到睡眠的重要性——睡眠是一种复杂的基本生物功能。但我们还没有展开描述睡眠的作用到底是什么。

如果我们仔细思考一下这个问题，就会发现自从人类出现在地球上以来，我们每晚都在做一件事：睡觉，并理所当然地将它视作一个危险的重大错误。因为我们在睡觉时，除了要冒着被野兽吃掉的风险之外，还浪费了一段宝贵的时间，而这段时间本可以用来收获更多的粮食、赚更多的钱、进行娱乐活动……

但睡眠之所以在进化过程中没有被抛弃，是因为它承担了一项对我们来说至关重要且不可缺少的功能。

那么睡眠的功能到底是什么呢？更确切地说应该是"睡眠的多种功能"，因为在进化过程中，睡眠很有可能成为各种事情发生的首选时段。我们同事德克-简·狄克（Derk-Jan Dijk）说睡眠有点像周末，是为了让人们在工作一周后得到休息而设立的。

你们知道吗？

"医生，您是专家，请问睡眠有什么用呢？"

这确实是个我们每个人时不时会扪心自问的问题。我们与朋友共进晚餐时，甚至在与医院领导一起开会的时候也常常被问及这个问题！听到同席宾客说睡觉毫无作用时，为了小小地逗他们一下，我们就会说，这个问题正确的问法应该是：醒来有什么用？

洛桑大学基因组联合中心的梅迪·塔夫提教授每当被问及此问题，他的回答总是如此。因为他和团队做过的实验似乎证明睡眠就是我们的"默认"状态。事实上，培养出来的神经元显示出的"默认"状态表现为一种与深睡眠相似的活动。只有在向培养基中加入神经递质和营养液的特殊混合物时，这种"默认"的睡眠状态才会转变为一种与觉醒相似的状态，但随后，神经元又会自发地回到睡眠状态。如果我们的正常状态是睡觉，那么醒来只是为了满足如吃饭、喝水及繁衍等某些生存所需的功能？这是否意味着真实世界就是由梦境构成的？

实验鼠的"自然"死亡

美国人阿兰·雷赫特沙芬（Allan Rechtschaffen）围绕睡眠的多种功能这一主题做了大量实验。想要知道一项功能有何作用，方法之一就是阻止它发挥作用并研究这一做法对机体产生的影响。阿兰多年来采用的就是这种方法，这要归功于一套他自己开发的实验系统，可使老鼠长期睡眠不足。这套实验系统是一个由水环绕的移动平台。只要老鼠保持清醒和活跃状态，就没有任何问题，因为它能停留在平台上。但当它入睡且不再动时，平台就会倾斜让它掉到水里。老鼠就会立刻醒来并再次活跃起来。

他从完全剥夺老鼠睡眠的实验开始入手。也就是说老鼠被阻止睡觉，阿兰则用一系列传感器和手段来研究这一做法在它身上产生的后果。他发现一方面老鼠变得越来越虚弱。即便吃得更多，它的体重也在下降，新陈代谢加快了 2.5 倍。另一方面，老鼠的其他身体部位却运作相当正常，仿佛心肝肾都不需要睡觉。但数天之后（平均时间为在 21 天），老鼠就都处于死亡状态了。最奇怪的是，尸检时却发现重要器官没有任何异常。就好比一只看上去非常健康的老鼠就这么死了。

他想要研究得更加深入。深睡眠期间，大脑会慢下来并让自己在最大程度得到"休息"，而在刚被发现的快速眼动睡眠期间，大脑活跃且频繁做梦，他想知道在二者之间，老鼠的死亡到底与失去哪种睡眠相关。因此，他进行了另一系列选择性剥夺睡眠的实验。为此，他不能使用完全剥夺睡眠实验中的老鼠。

他先从选择性剥夺异相睡眠开始。也就是说，老鼠可以睡觉，可以进入或停留在最有利于恢复精力的深睡眠时期，但一旦它进入 REM 睡眠（异相睡眠），阿兰就会将它唤醒。他得到了几乎相同的结果：老鼠吃得更多，但变瘦了，新陈代谢速度为正常状态的 3.2 倍，体温略有下降，身体各方面运作都相对良好，直到平均第 37 天，老鼠死亡。

当时，阿兰认为自己已经发现睡眠的重要部分是异相睡眠，但由于他是一位真正的科学家，他要把自己的想法钻研到底。他用了另一批老鼠，但不是之前实验中的那些，并剥夺了它们的深睡眠。这次，老鼠可以随心所欲地进入 REM 睡眠了，我们可以称之为"尽情REM"，但深睡眠脑波一旦出现，它就会被唤醒。平均 41 天之后，身体显然很健康的老鼠最终还是死了。

在大量实验和年复一年的研究后，阿兰已经能科学地证明睡眠是一项必不可少的生物功能，没有睡眠生物就无法生存。睡眠的两个部分——深睡眠和 REM 睡眠同样重要，二者缺一不可。但经过多年的严谨研究后，他还是不能准确回答睡眠有何作用。1971 年一个下雨的午后，他甚至称："我不知道它有何作用，但如果睡眠没有承担一项维持生命所必需的功能，那这无疑就是进化过程所犯的最大错误。"之后，他就与世长辞了。他也许曾满怀温存、满心感激地想念过那些为科学献身的老鼠（引号中的内容引自相关书籍，但我们补充的后一句是为了渲染一下悲情氛围）。

11 天 24 分钟不睡觉

显然,极端的剥夺睡眠实验从未在人类身上进行过(尽管剥夺睡眠曾被当作酷刑,且很有可能是所有战争中用过的最残忍的一种)。不过你们知道人类不睡觉最长能维持多久吗? 好吧,我们在门诊时确实也会碰到有病人跟我们诉苦:"医生,我已经 3 年 7 个月没睡觉了。"这也许是一种复杂且尚未被了解的疾病,患这种病的人没觉得自己睡着了,但当我们记录他们的睡眠时却能看到典型的睡眠波。这种疾病名叫"矛盾性失眠",我们在后面会为你们详细讲述此病症。此病患者的大脑活动异常剧烈,以至于即便是睡着了,他们仍会觉得大脑依旧清醒。

但在此,我们想为你们介绍一位被记载在科学文献中的人,在不服用兴奋类药物的情况下创下了最长自主剥夺睡眠时间的纪录。他名叫兰迪·加德纳(Randy Gardner)。当他打破纪录的时候,他还是加州圣地亚哥一名 16 岁的初中生。

我们可以想象一下,兰迪正在琢磨怎样才能被载入很多青少年都憧憬的吉尼斯纪录。"如何打破绰号为海啸的小林尊(Takeru Kobayashi)创下的吃热狗纪录(12 分钟内吃完 63 根热狗)?"兰迪躺在卧室里思考着,墙上还贴着一张在这一年包揽美国唱片排行榜前五的披头士乐队(Beatles)的海报。但他不爱吃热狗。"那我尝试一下打破夏威夷火奴鲁鲁 DJ 汤姆·朗兹(Tom Rounds)的 260 小时不睡觉的纪录?"他最终拿定了主意。就这样开始了。当地广播报道了这一消息，但并非所有人都对其置若罔闻，睡眠研究的先驱威廉·查尔斯·迪蒙特就注意到了此消息。这一天，迪蒙特为了见好友正驱车前往他的睡眠实验室，它位于不远处帕罗奥多市的斯坦福大学，是世界上第一个睡眠实验室。一听到新闻，迪蒙特就立刻调转车头去见兰迪，而兰迪则刚开始实验，朋友们轮流在边上帮忙不让他闲着。迪蒙特记录了整个实验，多亏了他，我们才能得到关于这长达 264.4 小时的剥夺睡眠经历对人体健康产生的后果的详细描述。没错，兰迪可以保持清醒 11 天 24 分钟！

他的父母很担心他的健康状况，并坚持让他在巴尔博亚公园军医院定期做检查，海军神经精神病研究部队的约翰·J. 罗斯(John J. Ross)少校负责在整个实验过程中在此为兰迪检查身体。科学家观察结果如下：从第 2 天起，他的健康状况开始改变。视线难以固定，导致他阅读困难。从第 3 天起，他的情绪出现了波动，变得更加暴躁且难以保持身体平衡。第 4 天，他总是处于极度暴躁的状态，头上感觉像戴了紧箍一般；他看到一切都好像雾气弥漫并开始忘记最近发生的事情(他会忘记自己刚刚做过什么)。奇怪的是，第 5 天，他身体状况良好，他自我感觉更好了，几乎是欣喜若狂。但从第 6 天起，所有问题都再次出现且变得越来越糟糕——身体难以平衡，表达困难，口齿不清，记忆变差，思维不连贯，脾气暴躁……直到第 10 天，他身体的中央温度下降了 1 度，周边温度则下降了 10 度。第 11 天，当他被要求从 100 开始重复减去 7 时，他止步于 65。当被问及为什么停下来，他回答说忘了自己在做什么。而且他的健康状况在每天清晨时的情况总是最糟糕的。

1964年1月8日凌晨2点，实验终于结束。兰迪打破了吉尼斯纪录，他的经历也让研究者得以确认，剥夺睡眠伴随着重大的认知和行为变化。然而，威廉·迪蒙特感到非常惊讶。尽管情绪和行为都发生了变化，但在实验结束后，兰迪的状态不是特别差，他在睡前依旧有力气回答几位当地记者的提问。这些记者表示兰迪在说话时口齿清晰、表达流畅，而且整体状态似乎很好。在实验期间，他也没有做出明显的精神病举动，除了临近结束时体温有所下降外，他的生命指标（脉搏、血压）一直维持在标准范围内。特别是在实验的第二天，兰迪·加德纳在还电动弹子游戏中打败了迪蒙特（很有可能是因为迪蒙特不擅长电动游戏）。此外，在他身上也没有观察到任何长期心理或生理影响。

无论如何，通过阅读有关兰迪这一实验的描述时，我们可以说睡眠似乎对一个器官的良好运作而言不可或缺，且只有唯一一个：大脑。缺少睡眠引起的所有负面影响似乎只限于大脑。如果人们不睡觉，大脑将承受痛苦。人体其他部位却可以毫无大碍地继续运作。阿兰·雷赫特沙芬的实验让我们了解到睡眠是一项基本生物功能，因为没有睡眠就无法存活。多亏了兰迪·加德纳和威廉·迪蒙特，我们现在知道睡眠只对大脑而言必不可少。

实验结束后，兰迪恢复睡眠的情况也被记录了下来。第1天，他睡了14小时40分钟。第2天则睡了约10小时30分钟。从第4天起，他就恢复了原先的习惯和睡眠时长，他的睡眠结构在实验结束后的第1周、第6周以及第10周的记录中没有任何差异。在此恢复期间，他补回了24％错过的睡眠，即在正常情况下他本该有的睡眠时长。尤其是补回了2/3的深睡眠和1/2的异相睡眠。由此可见，人们在很大程度上需要偿还的是主要睡眠，由深睡眠和少量异相睡眠构成（我们可以称之为核心睡眠），但次要睡眠或选择性睡眠——轻睡眠——则可以被省去，且不会对健康产生过多影响。

媒体上常常会有关于打破兰迪·加德纳睡眠剥夺纪录的新闻。仅仅两周后，加利福尼亚州弗雷斯诺（Fresno）的另一名学生吉姆·托马斯（Jim Thomas）声称他已保持清醒 266.5 小时。没过多久，同年（1964 年），芬兰哈米纳（Hamina）的托伊米·索伊尼（Toimi Soini）从 2 月 5 日到 2 月 15 日共计 276 小时没有睡觉（芬兰每年在此期间可能都处于极夜）。此外，自愿剥夺睡眠的纪录自 20 世纪 90 年代起就不再被记入吉尼斯世界纪录，以防参与者遭受有害影响。更近一些，2007 年 5 月，一位名叫托尼·赖特（Tony Wright）的英国人 266 个小时没有睡觉，以试图证明只吃生食的"穴居人饮食制度"（包括胡萝卜汁、香蕉、牛油果、菠萝和坚果在内的复杂饮食）能让人更好地忍受睡眠被剥夺（建议大家都不要尝试，不管是睡眠剥夺还是遵循穴居人的饮食）。还有居住在英国东部人口不足 20 万的彼得伯勒市的莫林·韦斯顿（Maureen Weston），于 1997 年 4 月 14 日至 5 月 2 日，即449 个小时（精确计算为 18 天 21 小时 40 分钟），她在一场摇椅马拉松赛中一直保持着清醒。临近结束时她似乎出现了幻觉，但休息了几天后就恢复了正常。

但得到最严格的监控和记载的纪录依旧属于兰迪，他的纪录也是最为科学界所认可的。我们可以肯定他在尝试创造纪录时持续 11 天 24 分钟没有睡觉。但其他关于睡眠剥夺实验的记叙，因为没有被如此仔细地观察，我们就不能确定实验对象是否有过短暂的睡眠，也许参与者自己都很难察觉是否睡过觉。

准备好了吗？ 这就是睡眠的作用！

　　除了如今看来就是轶闻的睡眠剥夺实验，科学研究还能够解释清楚睡眠的某些功能。

　　1. 睡眠调节免疫系统的运作，睡眠不足会降低免疫反应效率。

　　关于这一点，我们也许已经亲身感受过，或者曾听周围人说过。或许会有这样的印象，一旦睡得少或睡得差，就会"赶上"各种各样的传染病。但我们对其起因却毫不知情。直到最近，我们才得到一些证据，证明睡眠能保证我们免疫系统的运作处于最佳状态，而睡眠不足使我们更容易受到感染。在 2015 年发表的一项研究中，164 名健康受试者同意在腕上佩戴一个小型装置来记录他们的活动和一周睡眠时长。研究人员随后向他们鼻子里滴入了含鼻病毒的滴剂，这种微型病毒可引起普通感冒。在此后 5 天，研究者将受试者隔离并对他们进行了全方位的检查，结果发现，与年龄、性别、是否喜食蔬菜等其他各种原因无关，睡得少的人更易感冒。每天平均睡眠时长少于 6 小时的人生病概率要比睡眠时长多于 7 小时的人高 4 倍。

　　睡眠时间短和易患传染病之间的联系是通过何种机制建立起来的？ 2011 年，我们的德国同事进行了一项研究，至少能够揭示此联系的部分原因。简·伯恩（Jan Born）教授及其蒂宾根大学的团队让志愿者们注射了甲肝疫苗。疫苗接种是为了在人体内形成抗体来进行防御，抗体可以在病毒入侵的时候迅速做出反应并在病毒扩散之前就攻击并消灭它。注射疫苗后，抗体数量就会明显增多，说明免疫系统已做好充分准备来预防传染病。在给志愿者们接种疫苗后，简及其同事让一半志愿者照常睡觉，并让随机抽取的另一半人在实验室熬夜。接下来，研究人员在之后的52周内定期上门拜访志愿者并测量他们的甲肝抗体数量。结果是：注射完第一针疫苗后，熬夜的人体内抗体数量明显少于那些正常睡觉的人，而且在为期一年的整个研究中，抗体比例也更低。注射疫苗后只要一宿没睡就足以让这些志愿者们抗体数量远不及其他睡了觉的同伴！

　　由此可见，睡眠会为我们的免疫系统助力。当我们受到感染时需要更多的睡眠，这可能并非偶然。免疫系统在对抗传染源时会产生迫使我们休息或让我们睡更久的亲炎症或亲睡眠物质，因为在睡眠期间，这一防御系统才能够最高效地抵抗病毒。虽然目前我们仍不了解连接睡眠和免疫反应的最终分子机制。

　　2. 睡眠与部分激素的分泌相关。

　　事实上，很多激素的分泌有极其特殊的节律：有些在白天，另一些则在夜间。以皮质醇①为例，它被视为一种应激激素，因为它会加快心率、增高血压，并让我们反应更加迅速。皮质醇指数在睡眠期间很低，但它会在将近夜晚结束之际开始上升，并在我们醒来的那一刻达到峰值，也许这一峰值是为了让我们更容易起床。但激素产生与睡眠直接挂钩的典型例子是生长激素。顾名思义，这种激素对于成长（在儿童时

----

　　① 皮质醇（cortisol），亦称氢化可的松，是从肾上腺皮质中提取出的对糖类代谢具有最强作用的肾上腺皮质激素，在操纵情绪、健康、免疫细胞、炎症、血管和血压间联系，以及维护结缔组织等方面具有重要功效。

期很关键)极为重要,它几乎只在前半夜的深睡眠期间分泌。这又是一个用来宣传让孩子们好好睡觉的理由:宝宝睡好觉,才能长得高!

3. 睡眠在新陈代谢中起重要作用。

与老鼠被极端剥夺睡眠的结果相反,长期缺少睡眠会让人变胖。你们想要证据?缺少睡眠会导致瘦素的分泌减少,胃饥饿素的分泌则会增加。如果我们说胃饥饿素就是"饥饿荷尔蒙",瘦素是"饱食荷尔蒙",你们就更容易理解了。我们重新表述一下,睡眠少会增加饥饿荷尔蒙而减少饱食荷尔蒙。这对于我们维持体内激素的平衡而言就是一种会引起爆炸的混合物。研究也证明,在减肥时,睡得少的人无法或更难以成功减重。此外,缺乏睡眠也在某种程度上被视作肥胖症流行的致病因素之一,这种流行病现在已遍及许多西方国家,青少年的状况尤为棘手。最后,睡眠少也会增加 2 型糖尿病患病风险,因为睡眠不足会引发胰岛素抵抗,从而导致血液中的葡萄糖含量更难加以控制。

4. 睡眠不是用来保存体力的。

如果说近年来我们了解了睡眠功能的一些相关知识,在这过程中当然也会存在着一些认知误区。长久以来,人们认为睡眠可以保存体力,这似乎是相当符合逻辑的。因为我们在醒着的时候会消耗大量能量,我们的肌肉、心脏等部分器官要高强度工作。由此可以推断在某一时刻,我们必须停下来再次储存精力并让这些器官得到休息。的确部分器官需要休息,但不需要睡眠。跑完一场马拉松后,我们的肌肉当然会感到疲惫,而且需要休息。但这并不意味着一定要睡觉。器官在平静的清醒状态下就可以得到休息,例如躺在长沙发上看有奖竞答节电视节目。还有一个反驳睡眠保存体力理论的补充论点是:在异相睡眠期间,大脑消耗的葡萄糖和氧气(相当于能量)比觉醒时更多!

睡眠真正的作用其实是——

我们刚刚提到的这些睡眠功能无疑是很重要的：维持免疫系统的良好运作，调节新陈代谢，促进某些激素的分泌。睡眠能帮助这些机制达到最好的运行状态。但这些都不是最根本的作用。如果我们睡得少或睡得不好，身体运作就会变差，但仍会继续运作。我们会更容易受到感染，产生的抗体会减少，更容易长胖或患糖尿病，激素会失调……但至少身体会继续运作。因此，这些功能会首选在睡觉时以最优方式运作。这就像人们在周末修剪草坪或购物一样，这是最理想的时段。但我们也可以在周末之外的时间修剪草坪或购物，虽然在繁忙的工作日结束之后我们必须更加迅速地完成这些事，而且热情也没那么高。总而言之，我们在周末可以更用心地修剪草坪、更定心地购物，但这些并不是周末最根本的作用。

根据现有知识，我们以及大多数科学家认为睡眠有两大最主要的作用。我们将其称为"1号主要作用"和"2号主要作用"。

1号主要作用：恢复功能

不过请注意，恢复功能只对一个器官奏效：大脑。与其他器官不同，即便是躺在沙发上看电视，大脑也无法在觉醒期间得到恢复。大脑需要睡眠进行自我恢复。

　　几年来,我们已经有证据表明睡眠可以使大脑从白天活动中得到恢复,但直到 2013 年,我们才了解到睡眠时大脑细胞内具体会发生什么。

　　20 世纪 90 年代初,亚历山大·博尔贝利(Alexander Borbély)和他的团队公布了一项研究。研究人员在志愿者睡觉前对他们的右手进行轻微的间歇性电击。这种电击会刺激大脑的一个特殊部位,我们称之为"大脑感应右手触电的专门部位",在此情况下,它所对应的是左顶叶皮质。也就是说大脑的这个部位要比对侧(即另一边,在此情况下是指右脑皮质)受到的刺激更大。在几次刺激之后,研究人员将多个电极对应不同的大脑区域贴在志愿者的头皮上,用来记录睡眠。他们由此确认"大脑感应右手触电的专门部位",也就是左顶叶皮质会因为受到刺激而比没有被刺激的另一侧更为活跃,睡觉时间更长且更深。换言之,睡眠期间会发生某种事情,它能让大脑从白天活动中得到恢复,因此,大脑中较为活跃的部位会睡得更深。

　　问题在于了解睡眠期间发生了什么,到底是什么能让大脑得到恢复。2013 年,来自纽约罗切斯特的梅肯·内德高(Maiken Nedergaard)教授和她的团队在《科学》杂志上发表了一项重大发现。他们运用尖端技术研究了实验鼠在清醒和睡觉状态下的大脑,最终发现,在觉醒时,脑细胞之间的空隙很小。就像在一条十分狭窄的道路上,两边房屋几乎彼此接触,间距只容得下自行车通过。觉醒时的细胞间距占脑容量的 14%。那么睡觉时发生了什么呢? 这一空间变大了很多。就好比房屋之间只能通过自行车的小道变成了能通过半挂式卡车的高速公路。睡眠期间的细胞间距变为脑容量的 23%,相对增长了 60%! 因此,包围着大脑并在细胞间循环的脑脊液更容易通过(觉醒时脑脊液流动率只有睡眠时的 5%）。运输量增大，这就使得觉醒时由于大脑活动而在细胞内积累的有毒物质可以被清除出大脑。大脑中在觉醒时工作最多的部分会产生更多的残留物，正是在睡眠期间，这些有毒物质得以被排出，否则它们就可能越积越多并影响大脑的良好运作。

这些有毒物质又是什么？我们在这里就只提一个：β-淀粉样蛋白。那 β-淀粉样蛋白又是什么呢？这种蛋白质如果不断积累会导致神经元异常，引发老年痴呆症。有研究甚至表明，与睡眠良好的人相比，睡眠很少的人大脑中 β-淀粉样蛋白含量更高。但这并不是说如果睡眠不好就会患痴呆症，因为这是一种很复杂的病，受很多机制和因素影响。然而，睡眠似乎能对某些神经元病变疾病充当调停的作用，良好的睡眠至少是减缓疾病恶化的一种有效手段。

2 号主要作用：巩固记忆

伟大的哥伦比亚作家加夫列尔·加西亚·马尔克斯（Gabriel García Márquez）在 1967 年出版了小说《百年孤独》（*Cent ans de solitude*），在这部讲述布恩迪亚家族七代人故事的小说中，他描述了所谓的"失眠瘟疫"。在故事发生地马孔多，全镇居民都丧失了睡眠能力。因为无法入睡，他们的"双眼像猫眼一般在黑暗中发光"。一开始，人们都为了不用睡觉而感到开心，因为这样就可以有更多的时间来工作、赚更多的钱，而且还有更多的时间用来娱乐——"起初，没有人感到担忧。相反，所有人都为不用睡觉而欢欣鼓舞，因为在马孔多，有相当多的事情要做，而白天似乎永远都嫌短。"因为身体感觉不到一丝疲惫，人们并不将无法睡着视为糟糕的事。但之后事情不可避免地向着一种更危急的趋势发展：遗忘。失眠瘟疫变为遗忘瘟疫，无法入睡的人们开始逐渐遗忘，丢失自己的记忆。为了防止遗忘，居民们发明了一些有利于记忆的方法，他们开始为每件物品贴上标签，以便记住名字。但当人们遗忘了如何阅读时，这种方法也失效了。事情变得越来越严重，"随着病人习惯了清醒状态，他的记忆就开始消失，最初是童年的回忆，接着就是每件事物的名字和概念，最终忘却人们的身份，甚至不再意识到自己的存在，直至陷于没有过往的痴呆状态之中"。最终，身为巫师和先知的吉卜赛人领袖梅尔基亚德斯带来了一种能够立刻恢复睡眠和记忆的饮品，他们才得以获救。

如果我们在现实生活中丧失睡眠能力，结果可能与加西亚·马尔克斯的描述不会相差太远。因为睡眠对于巩固记忆起着根本性的作用。我们说的是巩固记忆而非信息获取。事实上，所谓的编码——即有意识（外显记忆，如熟知国家历任总统）或无意识（内隐记忆，如骑自行车的动作）的"记忆"行为——应该发生在觉醒时。我们在睡觉时无法进行编码。请相信我们，因为我们曾尝试在睡眠期间通过听磁带来学习塞维利亚-克罗地亚语，但没有成效，即便如此，在20世纪四五十年代，美国市场上曾出现过用于睡觉时学习外语的各种设备。另一方面，一旦我们记住了某件事，在编程之后如果睡上一段时间，我们将能更有效地把它记住，即能够将获取的信息复原。

20世纪20年代，约翰·G.詹金斯（John G. Jenkins）和卡尔·M.达兰巴赫（Karl M. Dallenbach）在他们的记忆实验中发现，实验对象在睡过觉后能够回忆起更多之前被要求记住的词。此后，人们就将这种现象称作"睡眠效应"。起初，人们认为这是一种被动现象，并将这一效应归因于睡眠期间没有干扰：睡眠在我们周围筑起的感知墙将干扰记忆过程的刺激因素隔绝在外。但通过之后的研究，我们发现真实情况更为复杂，在睡眠期间，为了巩固记忆，大脑会主动处理已获取的信息。加利福尼亚大学的 K. 本森（K. Benson）和 I. 费因伯格（I. Feinberg）从 20 世纪 70 年代起发展了这一理论。记忆巩固这一过程可将新的记忆或开始衰退的记忆转换为更为稳定的表现形式，并将其与现有记忆相融合，从而使人们可以长期记住它们。想象一下，当我们在记东西（例如单词表）的时候，神经元将会建立新的联系。但这些新的联系很脆弱，如果不加以强化，它们最终会消失。我们必须巩固它们，以便让它们保存在记忆中，并在之后仍能记得我们想要记住的单词。因此，记忆巩固也就是神经网络对"新鲜"记忆的主动加工，此前的编程也要用到神经网络。本森和费因伯格提出记忆巩固在"离线"状态下，也就是睡眠期间效率最高，这一理论随后得到了广泛证明。

睡满 8 小时的好觉之后，睡眠对于记忆的益处就显而易见了，1~2 小时的午睡也有着同样的效果。甚至一段 6 分钟的"涡轮式"高效午睡也能提高保留记忆的能力！当然睡眠时间越长，提高效果就越好。也有证据表明，如果在记忆和睡眠之间有短暂时间间隔，"睡眠效应"将发挥最大效果。因此我们会建议我们的学生在考试前好好学习并睡足 8 小时。睡眠能够主动重组新记忆并将其融入旧记忆之中，有利于建立新的联想。因此，相比在睡前或在保持同等时长的觉醒状态后，人们在睡过觉后能更容易地解决逻辑计算问题。

长久以来，研究人员也在思考每个睡眠阶段在巩固记忆的过程中分别起什么作用。最初，人们认为每个阶段都有其特殊作用。这就是"双重过程论"：慢波睡眠可能更益于所谓的陈述性记忆或外显记忆,如"有意识地"记单词表,而快速眼动睡眠即异相睡眠则可能更益于程序性记忆,比如让我们"无意识地"习得如骑自行车、运动等运动能力。但现在,科学家们更认同的是"序贯论",或称为"循序渐进论"。根据该理论,记忆的巩固需要所有睡眠阶段都参与其中,因此它们相互之间存在互动,这种互动也是每个阶段相互配合的一种方式,异相睡眠会紧随深睡眠而来,记忆巩固在这种配合下就会达到最佳效果。"序贯"比单独的"阶段"更重要。

想象一下,我们在白天接受了大量信息。我们想保留部分对生存或通过考试而言至关重要的信息,但不想留住其他不管我们需不需要就向我们涌来的信息,比如等红灯时从我们面前经过的车的颜色,路过咖啡馆时听到的音乐等,我们每天都会通过感官接收到数百万条没多大用处的信息。但它们也占据了我们大脑空间,因为每条信息都会让我们的神经元构建起新的联系。有些联系(我们的大脑不停地重复受阴部神经支配的肌肉达数小时之久,而且我们连神经通道都联想到了)比其他联系(在等红灯时只出现在我们视野中 2 秒钟且我们也没太注意的红车)更牢固。大脑要对想要保留或应该删除的信息进行筛选。它必须进行删除,因为我们脑中每天都会积累相当多的信息,如果不删除,我们这些地球人的小小颅骨内就真的没有任何空间了!这一过程似乎是在深睡眠时进行的。事实上,在睡眠的这一阶段,大脑得到最充分的休息,由于神经元活动的整体减缓,最脆弱的联系会消失,只有最牢固的联系能扛得住,这些联系或与我们的生存息息相关,或因我们花费过精力而被记住。

> ### 你们知道吗？
>
> 做梦是为了遗忘？
>
> 矛盾的是，睡眠的作用可以说不是为了记忆，反而是为了遗忘。弗朗西斯·克里克（Francis Crick）提出了这一理论，他在 46 岁时由于发现 DNA 结构与詹姆斯·沃森（James Watson）、莫里斯·威尔金斯（Maurice Wilkins）共同获得了 1962 年诺贝尔奖，因此，他的观点值得我们考虑。在他看来，遗忘是一个发生在睡觉时的主动的"去记忆"过程，而且"我们做梦是为了遗忘"所有在白天被存进大脑的不重要信息。

但实际情况要复杂得多，因为深睡眠可能会让我们消除最为脆弱的联系，但在这段睡眠之后，快速眼动睡眠即异相睡眠就会到来。"异相"的意思就是指在我们睡着且身体完全麻痹的时候，我们的大脑仍然非常活跃。这种大脑活动实际上是深睡眠结束后依旧"存活"的神经回路的反应，而且也是对神经回路的激活和巩固，类似于健身时激活并强化肱二头肌。

马修·威尔逊（Matthew Wilson）和布鲁斯·麦克诺顿（Bruce McNaughton）在 20 世纪 90 年代就证明了这一点。通过直接记录脑电波活动，他们发现实验鼠在迷宫中记忆寻找食物的路线时，海马区①的神经元会活跃起来，而这些神经元在睡觉时会再次被激活。的确是同样的神经元！

不久之后，比利时人皮埃尔·马奎（Pierre Maquet）、史蒂文·洛雷（Steven Laureys）和菲利普·佩尼厄（Philippe Peigneux）以及他们的团队就在一次实验中发现了睡眠期间的同类激活现象。这一实验已经成为睡眠研究领域的典范之作，值得讲述更多细节。他们让一组志愿者进行了一个有关反应时间的简单任务。当看见不定时闪现的红灯时，志愿者们要尽可能快地按下按钮。但是实验对象并不知道，且时间间隔是一定的，因为小灯会按某一既定时序亮起。借助一种能够测量器官（此情况下就是指大脑）新陈代谢的大脑照相技术——正电子发射型计算机断层显像（PET），研究人员记录了实验对象在进行反应时间任务以及睡觉时的大脑活动。也就是说他们要在 PET 机器里睡觉，而研究人员则要度过无数个不眠之夜，并且为了不发出声音，只能穿着袜子在实验室里走动。他们的第一个发现是，实验对象在睡过觉后按按钮的速度要比在保持同等时间的清醒状态后更快。这就证明了人们料想到的"睡眠效应"。事实上，在睡眠期间，实验对象的大脑已经"破译"了需要他们做出反应的小灯闪现的时序，所以他们能"无意识地"做出预测！这也是对睡眠期间大脑主动处理信息的又一佐证。但最令人惊讶的是，他们发现在进行反应时间任务时活跃的大脑区域在异相睡眠期间被再次激活了。因此，关于觉醒时某些活动神经网络会为了巩固记忆而在睡眠时被再次激活的假设通过这些结果得到了证实。

---

① 哺乳动物大脑中在记忆和空间导航时发挥核心作用的部位。

梦境之旅

研究梦的科学

有史以来，梦就让人类为之着迷。梦境是如此生动、丰富、复杂且充满情感，以至于它们被视为宗教运动的起源也就不足为奇了，因为先知是从梦中得到神的指示。同样，有观点认为梦包含的一些信息来源于我们思想中由于觉醒时的心理障碍而难以理解的那部分，而这部分思想就会像符号一样出现在梦中，一些科学理论就是以这种观点为基础建立起来的。梦在文学和艺术领域也有一席之地，在古典绘画或在以马克思·恩斯特（Max Ernst）、勒内·马格里特（René Magritte）以及萨尔瓦多·达利（Salvador Dali）为代表的超现实主义流派的作品中，就有对圣人之梦的描绘。

┌─ **你们知道吗？** ─

> 盖沙令伯爵的失眠症
>
> 　　艺术家的灵感并非只源于梦……据说 1742 年的一天，前俄国驻萨克森王国①大使盖沙令伯爵（le comte von Keyserling）敲响了约翰·塞巴斯蒂安·巴赫（Johann Sebastian Bach）的家门，想要让后者为自己谱一首新作。伯爵饱受失眠之苦，在失眠的漫漫长夜，他习惯于听巴赫学生、羽管键琴②弹奏者戈特利布·戈德堡（Gottlieb Goldberg）弹奏的一系列乐曲……但一直是同样的曲子。因此，他想更新曲目，让自己享受的夜间音乐有些变化。因为盖沙令伯爵的失眠症，巴赫创作出了一部被认为是音乐巅峰之一的作品。这支曲子的形式、和弦、音律以及表达都极为丰富，它就是《哥德堡变奏曲》（les Variations Goldberg）。
>
> 　　虽然这个故事的真实性存疑，但我们不会让现实毁掉这个美丽的故事。无论如何，如果你们睡不好觉且到了失眠的程度，你们大可以像盖沙令伯爵那样，在读一本好书的时候听听《哥德堡变奏曲》。

---

　　① 萨克森王国(1806—1918 年)，历 7 位国王，在拿破仑时代是数个历史性联盟的独立成员。从 1871 年起是德国历史众诸侯国中一个独立的成员，最后于 1918 年并入魏玛共和国。首都德累斯顿。它是现代德国的萨克森自由州。

　　② 羽管键琴，音译为哈普西科德，拨奏弦鸣乐器，又名拨弦古钢琴、大键琴。羽管键琴的制作起源于 15 世纪末的意大利，后来传播到欧洲各国。意大利羽管键琴轻便高雅，属于真正的弦乐乐器。在形制上与现代的三角钢琴相似，但琴弦是用羽管拨奏而不是用琴槌敲击。每根弦是由固定在每个琴键末端木制支柱上的一个羽毛管或硬皮拨子来拨奏的。

是否有可能找到一种科学手段来研究梦这个具有普遍性但又具有纯粹主体性（因为没人能替代自己做梦）的复杂现象？这当然不是件容易的事，但近年来，一门真正研究梦的科学发展了起来，多亏了研究大脑的技术迅速发展，我们才能在大脑活动与做梦经历之间建立起联系。我们将试着让你们在这个引人入胜的梦的世界里畅游。

梦：一个如此熟悉却难以定义的现象

首先什么是"梦"？这是一个如此熟悉的现象，但给它下定义又是如此困难。但是，没有明确的定义就无法进行研究。我们认可的说法是，梦是在睡觉时出现的大脑活动，通常表现为强烈且逼真的认知和情感，以至于我们在做梦的时候觉得那就是现实。另一方面，这些大脑活动一般来说都是稀奇古怪的，在梦里毫无逻辑可言。

应该说我们大脑从不停歇，在整个睡眠期间，它都在活动。因此，我们可以说自己整晚——从入睡阶段至最深的睡眠阶段——都在"做梦"。但从异相睡眠中醒来的人对梦的描述最为详细丰富，当我们在日常谈及梦的时候，就是指这个阶段。这反映了在异相睡眠期间，大脑的某些部位非常活跃，而其他部位则处于休眠状态。

你们知道吗?

所有人都做梦吗?为什么有人从来不记得自己的梦?

从原则上讲,所有人都做梦。梦境缺失,就是指查-维二氏综合征(syndrome de Charcot-Wilbrand),但这一术语只在极少的科学文献中被提及。所有在睡眠实验室被记录过睡眠的人类(除了患某些疾病或服用某些药物的极少个例),都会呈现出与梦境阶段相符的大脑激活类型。而我们所有人每晚都会有4~5个异相睡眠阶段。由此推断,所有人都做梦。

但做梦是一回事,记得梦又是另一回事!如果就此提问,一半受访者会说每周能记得一个梦。事实上,在异相睡眠期间,负责记忆的大脑部位通常是不被激活的。因此,想要准确描述梦境很困难,除非正好在此睡眠阶段醒过来。实际上,我们如果在异相睡眠中途醒来或被唤醒(例如,后一种情况会发生在睡眠研究实验室中,为了提高获得梦的详细描述的可能性),能回忆起梦的可能性要大于从浅睡眠或深睡眠中醒来。

也就是说,当我们醒来时,对于在睡眠期间刚刚做过的梦或想过的事,我们常常只保留非常轻浅的记忆,且转瞬即逝。这一记忆通常只持续几秒钟。但这种能力是可以被锻炼出来的。人们常说对异相睡眠的发现做出极大贡献的法国教授米歇尔·儒韦几乎记不得自己做过的梦,他也觉得这很荒谬。所以,他在床头柜上放一个笔记本和一支笔,醒来第一件事,就是记下他刚刚做的梦。很快,他就发现自己关于梦的描述越来越长、越来越详细。如今,他的梦境集长达数百卷。

> 同领域的著名学者，哈佛大学精神病专家艾伦·霍布森
> (Allan Hobson)也有自己的梦境日记，他的日记至少有 116
> 卷。一些无名人士的梦境日记也很出名，例如一位铁路工作
> 者自 1939 年夏天起详细记录了自己的 256 场梦，这本日记出
> 版时名为《火车司机的梦境日记》(*The Dream Journal of the
> Engine Man*)（你们肯定不会惊讶他常常梦到火车头）。
>
> 你们也亲自体验一下吧，这很有效！而且这样就可以拿
> 去丰富已经存在于网络上试图记录人类梦境的"梦境库"
> (Onirothèque)了（类似梦的一种维基百科）。

关于梦境研究的小故事：从德理文侯爵至今

玛丽-让-莱昂·勒柯克(Marie-Jean-Léon Le Coq)，也被称为德
尔维·德·儒士罗男爵(baron d'Hervey de Juchereau)或德理文侯
爵(marquis de Saint-Denys)，是法国汉学家、法兰西公学的鞑靼满语
教授。他出生于 1822 年，自 14 岁起就开始写关于梦的日记：醒来后
就记下前一夜做过的梦，持续记录了 20 多年。1867 年，基于自己的
梦，他发表了名为《梦及其引导方法：实践观察记录》(*Les rêves et les
moyens de les diriger；Observations pratiques*)的研究成果。这本书

令人惊叹且引人入胜，他在书中运用的方法非常科学。例如，他注意到自己回忆梦的能力越来越强，并通过划分为了控制梦而经历的阶段，讲述了他如何成为一位"清醒的做梦者"。在开始记录的几个月后，他意识到自己正在做梦，此时就跨越了第一个阶段。第二阶段，他能够为了记录有趣的梦而随意醒来。第三阶段则是当他想深入探索梦的任意一部分时，他能够按自己的意愿将精力全部集中到这一部分。在第四阶段和最后一阶段，他已经能够自主导演至少一部分的梦。书中还写道，他要求仆人在自己不知情的情况下在他睡觉时往卧室里喷香水，以此来改变梦的内容并关注做梦过程的可塑性。德理文侯爵还对以前的梦境理论进行了批判性研究，并为这项研究添加了大量源于其亲身经历的材料。

19世纪末，玛丽·惠顿·卡尔金斯（Mary Whiton Calkins）等其他研究者沿袭了这一研究梦的科学方法。通过数据分析，他们将梦的内容及特点量化。多亏了这些研究，我们了解到梦的内容主要是视觉的，而诸如声音和触觉之类其他感知则较少出现；大多数的梦都是以第一人称视角发生的：我们在梦中基本不可能是纯粹的旁观者；我们刚刚经历过的事情中的元素常常会被掺杂到我们的梦中，即便这些元素有时会被扭曲或隐藏；在大多数情况下，我们无法控制梦中发生的事（除了在清醒梦中，请参见下文）；时间、空间有时会混乱；梦中常常充斥着彼此互动的人们，比如相互追逐、打架、吵架、做爱或打仗；最后一点，梦中的情感内容通常很强烈。

通过新的神经成像技术，研究人员终于可以将这些特点与大脑异相睡眠时不同部位的激活或迟钝联系起来。但这也没有回答梦有何作用。关于此问题，存在多种理论，每种都有其支持者和反对者。

梦有何作用？

理论一：梦（几乎）毫无作用

　　这是神经精神病医生、哈佛大学神经病学教授艾伦·霍布森提出的理论。霍布森对于精神分析持批判态度，他认为梦是大脑活动在异相睡眠时的副产品。概括而言，神经元在异相睡眠期间非常活跃。我们大脑中进化得最为完善的部分——大脑皮质会遭受各种各样的刺激，它会尽全力赋予这些电子信号以意义，从而创造出一些没太多意义的画面出来。这就是"活化－整合假说"。

理论二：梦让我们精神个体化

　　正如米歇尔·儒韦在猫身上发现的那样，如果负责在异相睡眠期间让肌肉瘫痪的那一小部分大脑被损坏，猫就会做出一些复杂的运动行为：追逐并袭击想象中的猎物、舔毛、展现惊恐以及战斗姿态。因此，这位研究者推测，梦会为一个特定物种规划制定专属于它们的动作。梦是一种"赤手空拳"地重复物种特有行为模式的状态。它有利于神经回路的形成和发展，因而就有利于在胚胎状态下以及生命最初的几个月时大脑的发育。

想象一下儒韦的猫。它从未见过老鼠，但当一只老鼠从它面前穿过，它就会立刻认出老鼠并追上去。这怎么可能？因为它梦到过老鼠！梦就会传递这些信息。梦，是物种的记忆，是先天基因程序的记忆。此外，我们出生时有很多异相睡眠：我们50％以上的睡眠时间都睡不安稳，新生儿的异相睡眠也是这样。似乎孩子需要做很多梦来吸收生存必需的所有信息。

之后，我们会渐渐地将自己的经历融入梦中。梦就会重新编程，像定期更新电脑系统一样。梦也会促使同一物种内部形成个体差别和自我个性。在儒韦看来，"睡眠是梦的守卫"。

理论三：梦提醒我们为生活中的危险做准备

芬兰心理学家安蒂·热孔索（Antti Reconsuo）认为，梦会为我们模拟有危险或受威胁的状况，如同虚拟现实一样，以此让我们在经历之前就做好识别它们的准备，尤其是让我们在真实生活中遇到它们时能更快、更有效地做出反应。因此，梦就像专门处理威胁情况的电子游戏（软件），而异相睡眠则是让游戏得以运作的控制器（硬件）。

理论四：梦能稳定情绪

这一理论主要是由心理学家罗莎琳德·D. 卡特莱特（Rosalind D. Cartwright）提出的。罗莎琳德研究过一组刚刚经历了艰难状况的人的睡眠和梦，这些研究对象的艰难之处在于情感：都离婚不久。她证明了，相对于入夜时消极的梦不多但在夜晚结束时更多的研究对象而言,那些入夜时消极的梦更多但夜晚结束之际梦更为积极的人在一年后抑郁情绪会少些。在她看来,入夜时消极的梦反映了情感上的紧张,而这种梦在夜晚结束之际逐渐变得积极则可能说明大脑能够将情感释放出去,就像高压锅任由蒸汽喷出一样。相反,如果睡觉时没有这一情感调节过程,夜间的梦就会一直这么消极,甚至变得更为消极。这是系统的失灵使自己无法摆脱消极情感。因此,如果你们在离婚后做噩梦,请不要担心:这是大脑在尝试将你们从消极情感中解脱出来!

理论五:梦能巩固记忆

我们在前一章中提到过,异相睡眠会激活觉醒期创建的回路以使其变得更加牢固。巩固记忆这整个过程被视作是睡眠最为重要的作用之一,而异相睡眠就参与了这个过程。这也许就能解释为何动物出生时越不成熟,它的异相睡眠就越多。似乎它为了独立而要记住更多东西,就表现为需要大量异相睡眠。就像我们已经说过的,出生时超过 50% 的睡眠时间都是异相睡眠。可以想象一下,一个新生儿在这时要接受多少新信息? 一切都是新的。所以,他就需要大量异相睡眠来整合一切。此后,1 天中的睡眠总时长会减少,异相睡眠也会减少,它仅占成人睡眠的 20%～25%。奇怪的是,还有人曾证明做梦者前 1 天或之前 7 天内经历的事情会被融入当天的梦里。

如你们所见,在梦的科学含义以及梦的功能方面,我们已经有了颇多进展。这些理论概括了我们目前对梦的认知状态。它们并不一定相互排斥。不过还有许多谜团需要解开,因为梦仍然是团谜!

清醒梦："我知道我在做梦"

做梦者在梦中意识到自己正在做梦，这种梦就是清醒梦。人们一般在梦中往往不会意识到自己在做梦。梦的一大特征就是自省意识的缺失。如果说做清醒梦似乎不罕见（尤其是儿童），那么能够随心所欲做清醒梦的人就少之又少了。这真令人遗憾啊，因为这种经历似乎非常棒，在做清醒梦的过程中，人们可以介入或者改变梦的发展！能让喜欢的人出现，不喜欢的人消失，轻易摆脱尴尬处境，等等。

这些梦有时难以与现实区分，但做清醒梦的人研究出了一些能够知道是否在做梦的策略。例如，堵住自己的鼻子和嘴巴，如果什么都没发生，那就是在做梦。如果几秒后他们感到窒息，那就是在现实中。狂热的电影爱好者此时也许会想到克里斯托弗·诺兰（Christopher Nolan）导演的电影《盗梦空间》（*Inception*）中演员莱昂纳多·迪卡普里奥（Leonardo DiCaprio）转动的那只陀螺。

在异相睡眠期间，除了眼球能转动外，我们处于完全瘫痪状态；英国赫尔大学的凯斯·赫恩（Keith Hearne）从这一特征中得到灵感，并于1975年进行了一场实验。在实验中，他要求一位名叫阿兰·沃斯利（Alan Worsley）的清醒梦做梦者在意识到自己处在清醒梦里时就重现事先约定好的特殊眼球转动代码。在某个异相睡眠阶段这个代码被记录了下来，成为能够证明清醒梦存在且在梦中可能拥有意识的第一个客观证据。

　　后来，斯坦福大学的斯蒂芬·拉伯格（Stephen LaBerge）也将这一技术运用在了研究清醒梦的实验中。最近，慕尼黑马普研究所的马丁·德莱斯勒（Martin Dresler）团队通过一种能够看到大脑活动的机器——脑磁共振成功记录了清醒梦。当处在清醒梦里时的人意识到自己正在做梦，他们就会做出一系列特定的眼球运动，就像在上文提到的凯斯·赫恩所做的实验中那样。研究者因此可以断定，正常情况下在异相睡眠时不活跃的大脑区域在清醒梦期间会被激活。

梦的内容：我们会梦到什么？

　　我们的同事伊莎贝拉·阿努尔夫教授在《梦之窗》一书中详细讲述了很多实验，其中大部分都是由她的团队完成的，这让我们能够更准确地了解梦的内容。因此，我们了解到男性会梦到更多的身体冲突，而女性则会梦到更多的社会排斥或批评；男性在梦里做更多的体力活，而女性则是更多的交谈；男性比女性做更多的春梦（春梦占男性做梦内容的 4%，而女性是 0.5%）；梦到偷盗、在公共场合浑身赤裸或牙齿掉光的概率微乎其微（低于 1%）；约半数聋哑人梦到可以听到声音或能够说话；截肢者在梦中可以像在截肢前那样调动四肢；瘫痪的人在梦中可以走路，甚至是那些一辈子从未走过路的人。

盲人在梦中能看得见

那盲人呢？他们怎么做梦？这是个有趣的问题，因为我们在前文中提到，大多数的梦与视觉相关。盲人在做梦时是否也能看到？他们可以梦见红玫瑰吗？

为回答此问题，我们在里斯本大学的葡萄牙同事们研究了 10 位先天性失明的盲人。他们定期唤醒研究对象，连续 2 晚，每晚平均 4 次，并要求他们描述梦的内容。此外，他们还请这些对象将梦中的一个场景画出来。尽管盲人能记起梦的概率比非盲人对照组低，被唤醒后，27％的盲人能将梦描述出来，而非盲人对照组中这一比例为 42％，但他们描述的梦栩栩如生，不仅有触觉、听觉和肌肉运动知觉，还包括视觉元素。更令人惊讶的是，盲人对象可以将他们之前口头描述的梦中场景以图画形式展现出来。尽管这些画当然显得比较笨拙，但与对照组对象的画相比，梦的细节和复杂程度一样能呈现出来。至于画的内容，风景占 70％，物体占 90％，人物占 10％。天生的盲人不仅能口述梦的内容，而且能通过画将梦表现出来！生来就看不见的盲人在清醒时从未看见过东西，在梦中却能看得见！这就说明盲人实验对象能够形成视觉图像，也就是说，他们的梦激活了大脑的视觉区域。他们能将其他感官方式（如触觉）融进视觉系统，并产生出能以图片形式呈现出来的概念。

有一天我们将能决定梦的内容

　　我们在睡眠调查和研究中心的同事弗朗切斯卡·西克拉里（Francesca Siclari）、朱利奥·博纳迪（Guilio Bernardi）和莫妮卡·贝塔（Monica Betta）想要进一步了解睡眠时的脑部活动。他们特别运用了高密度脑电描记法。这种技术通过一系列贴在头皮上的电极来记录脑电波活动。不同之处在于，传统睡眠记录会用约 6 个电极，但此技术用了 256 个电极！他们能在一晚睡眠中收集到大量信息，并精确了解大脑各区域活跃与否。在与威斯康星大学麦迪逊分校的朱利奥·托诺尼（Guilio Tononi）和琪亚拉·奇雷利（Chiara Cirelli）团队的合作下，他们将此技术与一种重复唤醒范式相结合来研究梦。他们每隔 15～30 分钟唤醒实验对象，同时用高密度脑电图记录实验对象睡觉时的大脑活动。每次被唤醒后，实验对象要讲述自己的梦。这样，研究人员就能确定做梦时活跃的大脑区域与何种梦相对应。因此，有一天我们将能通过观察睡觉时活跃的大脑区域来知道自己在做什么梦，这似乎不再是天方夜谭！

　　实际上，人们甚至可以说日本研究者已经实现了这一点。他们让实验对象睡在磁共振机器里，一旦入睡就将其唤醒并询问他们刚才在想什么。然后，研究人员将这些不同类别的内容与被唤醒时活跃的大脑区域联系起来。研究并没有止步于此，因为他们接下来又做了逆向实验：他们用电脑编程对实验对象的大脑活动进行译解，从而在很多情况下能够预测实验对象醒来之前在做什么梦。

如史蒂文·斯皮尔伯格（Steven Spielberg）导演的电影《少数派报告》（*Minority Report*）、凯瑟琳·毕格罗（Kathryn Bigelow）导演的电影《末世纪暴潮》（*Strange Days*）或菲利普·K.迪克（Philip K. Dick）的小说，也许在不久的将来都不再属于科幻作品……

从胚胎到衰老，不断变化的睡眠

睡眠在进化过程中不断变化，同样，睡眠也在我们的生命过程中不断变化。事实上，我们的睡眠在婴儿、童年、青少年和成年阶段各不相同。

童年：成熟阶段

一切在胚胎时期就已经开始了。在孕期第 20～24 周时，胚胎存在"胚胎休眠"现象。严格来说，这还不能被称为睡眠，因为它不完全具备睡眠所拥有的特征，但休息和活动状态的交替显然已经存在。

从孕期第 24 周到婴儿出生满月，觉醒/睡眠节律完全不受环境影响。在此阶段，胎儿的睡眠完全独立于母体节律。所以母亲半夜被肚子里的宝宝一脚踢醒也就不令人惊讶了。

刚出生时,婴儿每天睡 16 个小时左右。他的节律约为 3～4 小时(次昼夜节律,少于 24 个小时):睡觉,醒来,睡觉,醒来……无关白天还是黑夜,也无关进食,因为婴儿的生物钟还不足以成熟到能够自我调节以配合外部同步器(我们前面提到过,最重要的外部同步器是光)的程度。这时,4 种警觉状态已经有所区分:平静觉醒,不安觉醒,平静睡眠(或深睡眠)以及不安睡眠(与异相睡眠相近)。不安睡眠表现为大量的动作和"社交"模仿。婴儿会做鬼脸、会哭或笑。他的呼吸快速且有时无规律,还会出现因呼吸中枢不成熟而引起的小小的呼吸暂停。因此,宝宝们在这一睡眠阶段的动静可能会被误解为身体疼痛、饥饿或不开心,导致有些父母会急于将其唤醒! 他们的睡眠周期为 40～60 分钟(成人为 90 分钟),不安睡眠占比高达 50％～60％(成人为 20％～25％)。我们应该不会对此感到惊讶,因为此阶段是异相睡眠的前兆。在此期间,神经回路会生成并发展,宝宝们会表现出基因传递出来的专属本物种的动作并"赤手空拳"地重复姿态和动作,还会通过视觉训练学会应对可能出现的危险状况,从而有助于管理接收到的信息,并将这些信息巩固在记忆中。而且信息量很大,因为对新生儿来说,一切都是崭新的。

在出生后的 1～6 个月中,宝宝将逐渐养成节律,并形成与成人相近的昼夜周期睡眠,近 3 个月时则会向昼夜节律过渡,睡眠循环时间有所增加(此时为 60 分钟),浅睡眠、深睡眠以及异相睡眠也得以区分。日间觉醒时的压力减少了白天的睡眠并将睡眠集中到夜里,即便大量个体差异已经开始出现:在这个年龄就能推测出将来有人贪睡,有人不需要太多睡眠,有人会是晚睡的"夜猫子",有人会是早起的"百灵鸟"。

　　在 6 个月到 4 岁之间，睡眠时间会逐渐减少，日间睡眠会逐渐消失，而午睡的生理特征则至少会持续到 4 岁。随着年龄增长，不仅 24 小时内的睡眠总时长有所减短，睡眠的内在结构也发生了变化：深睡眠和异相睡眠都有所减少。在此年龄段，个性化的行为会更加鲜明地表现出来：早睡还是晚睡，睡眠时间长还是短，很大程度上都由基因决定，很难被改变。

　　从 5～6 岁起，孩子睡眠的内在构成实际上就完全与成人相同了。在进入青春期之前的这一时期，睡眠运作得最好。孩子一般都睡得很深且没有间断。你们可能会注意到：如果他睡在客厅沙发上，你们可以将他抱起来放到床上，他会继续睡觉，不受影响。这种睡眠就很高效。因此，他们白天精力充沛。他们会在星期天早上睡醒后把你们喊醒，而你们却只想睡个懒觉……而且没办法让他们睡个午觉！这就是"高度警觉"时期。

青少年：生物钟被推迟

　　事情在青春期变得糟糕了些（至少是在睡眠方面）。因为青少年的生物钟有所延迟。他们晚上很清醒，直到深夜才入睡。这是一种生理现象，也会出现在其他哺乳动物的性成熟阶段。显然，在我们这个时代，如果青少年沉迷于电子设备和社交网络，这种趋势就会加剧。因为入睡时间越来越迟，他们却要早早起床去上学。导致的结果就是睡眠不足。早晨起床对他们来说就是一种酷刑,在学校会昏昏欲睡,尤其是最初的几个小时,他们无法集中精神。他们会不断积累一周下来缺少的睡眠,并用周末来补觉,有时可以一直睡到中午。但如果他们睡到中午,周日晚上 9 点就不可能睡得着……这个恶性循环只会愈发严重。

学校作息表合适吗?

大量研究表明,推迟上学时间能提高学业成绩。例如,在以色列进行的一项研究中,一组中学生(约 14 岁)将一周的上学时间向后推迟了 1 小时,之后再调整回以前的作息表。同时,同校的另一组学生则不改变作息。一系列测试就这样开始了。得出的首个结论消除了人们时常担忧的一件事:"如果让青少年晚点上学,他们就会睡得更晚!"然而事实完全不是这样。晚 1 个小时上课意味着每晚多睡近 55 分钟!学生睡得更多,在学校精神更加集中,考试成绩也更好。这还只是在一周内仅推迟 1 个小时上学的效果。

同样,1999 年,美国肯塔基州的一个区决定推迟上学时间。中小学生的上学时间就由早上 7 点 30 分或 8 点整推迟到了 8 点 30 分或 9 点整。肯塔基大学睡眠中心的研究人员分析了近 10000 名学生的数据,并注意到在做出此调整后,学生一周内的睡眠总时长增加了,周末的额外睡眠时长有所减短,17、18 岁的学生(他们经常开车上学)发生车祸的数量下降了 16% 以上。

比可口可乐配方更神秘

如果所有科研结果一致、逻辑一致，那为何还要那么早上学呢？这是一件比可口可乐的配方——据说世上只有两个人知道——更加神秘的事。我们也没能找到任何人可以为我们解释为何要这么早上学。

例如，洛桑中小学校长大会提议将中学上课时间定为 7 点 40 分。小学七八年级的学生也可能要每周 1～2 次在 7 点 40 分上学。这一时刻表是整体框架，有些小学定下的上课时间可能更早。只要孩子住得离学校有点远，他就得为了不迟到，而在早上 6 点半甚至是 6 点起床。这就意味着为了获得充足的睡眠，他应该在傍晚就睡觉，对此年龄段的孩子而言，这显然是违反生物规律的！

2015 年开学时，美国威斯康星州的一所学校决定给学生家长分发一本小指南，上面有相应年龄的平均睡眠时长以及唤醒孩子起床上学的时间，家长可以根据此建议来决定孩子的就寝时间。这本指南引起了家长和老师的激烈争论，甚至引起了如英国《卫报》等新闻媒体的关注。因为很多家长认为让一个 12 岁的孩子早上 6 点起床并在晚上 8 点 15 分就上床睡觉是完全不现实的。其他人认为，在双职工家庭，父母晚上下班回到家后，不仅要为家人准备晚餐、检查孩子的作业，还要让孩子按建议的时间睡觉，这简直是白日做梦。还有一些家长指出，如果执行这一作息表，孩子在放学后就无法像以前那样上小语种课、吹长笛、学跳弗拉明戈舞、练跆拳道或学中国书法等课外兴趣班。

但在我们看来这份指南是相当无辜的。它只是根据起床时间给出相应年龄的入睡时间建议罢了。但它的内容让阅读它的人无法认同，明显可以看出学校规定的上学时间与儿童、青少年的自然睡眠节律并不兼容。这就好像我们强制孩子按 21 世纪成人社会的作息入睡，但要让他们按中世纪农业社会的作息起床……（见表 3）

表 3　你的孩子应在几点上床睡觉？

	起床时间						
	6：00	6：15	6：30	6：45	7：00	7：15	7：30
年龄	入睡时间						
5	18：45	19：00	19：15	19：30	19：30	20：00	20：15
6	19：00	19：15	19：30	19：30	20：00	20：15	20：30
7	19：15	19：15	19：30	20：00	20：15	20：30	20：45
8	19：30	19：30	20：00	20：15	20：30	20：45	21：00
9	19：30	20：00	20：15	20：30	20：45	21：00	21：15
10	20：00	20：15	20：30	20：45	21：00	21：15	21：30
11	20：15	20：30	20：45	21：00	21：15	21：30	21：45
12	20：15	20：30	20：45	21：00	21：15	21：30	21：45

威斯康星州威尔森小学的睡眠时间指南

老年：睡眠差不是正常现象！

随着年龄增长，人的睡眠变得越短，越零碎。睡眠最终表现得跟大脑的其他功能一样。老年人敏捷度减弱，平衡能力下降，记忆力慢慢变差……同时睡眠质量也变得更差。你们一定听老年人抱怨过，睡眠恢复精力的效果下降而且让人更疲惫，他们必须小睡一下才能恢复。睡眠就好比是一台复杂的机器，随着时间的流逝，它的性能变差也就不足为奇了。睡眠也会受到各种因素的影响，既有生理因素也有心理因素。年龄越大，就越容易被影响：人们常常因疼痛而在夜间醒来；心脏、呼吸以及神经等方面的疾病更多了，这些也会影响睡眠；夜间上厕所的需求会打断睡眠。也有些其他因素，例如，感到孤独或缺少社会约束则会让人们养成不利于连续睡眠的习惯；因为无事可做而睡得太早或在床上待到很晚。此外，睡眠疾病也会随着人们年龄的增长而更加频发。而且老年人的情况会正好与青少年相反，他们的睡眠阶段提前。他们的生物钟让其倾向于睡得更早，也醒得更早。

到目前为止，之前的研究仍常常基于对睡眠质量的主观判断，或基于一些使用陈旧技术来记录睡眠的研究，而这些技术无法检测到某些睡眠疾病。所以，我们在自己的 HypnoLaus 研究中观察了年龄对主客观睡眠质量的影响。顺便提一句，我们从洛桑普通成年人口中抽取了代表性样本，并请求他们允许我们研究他们的睡眠方式。

这些人并非因睡眠问题来找我们问诊的病人，而是随机抽取的普通人。超过 5000 名年龄在 40～85 岁的对象完成了一系列有关睡眠习惯的调查问卷，我们对其中 2000 多人进行了完整的睡眠记录。因此，我们获得了一张同城居民的睡眠"相片"。我们将患睡眠疾病的对象（如患呼吸暂停、不宁腿综合征，或服用会破坏睡眠的药物的人）排除后，我们的同事佳妮娜·卢卡（Gianina Luca）医生分析了睡眠在年龄影响下的自然演变。结果令人震惊，因为多数与我们之前关于年龄对睡眠的影响的看法截然相反！

我们能够确认衰老会让人偏爱早睡早起。一方面，老年人，尤其女性，要花更长时间才能入睡，而且无论男女，睡眠效率（睡觉时长与躺在床上的时间之比）会随着年龄增长而下降。另一方面，年龄更大的受试者，尤其是女性，抱怨白天时嗜睡的人更少，而且呈现出的病态嗜睡症状远没有年龄更轻的受试者严重。令人更震惊的是，随着年龄增长，主观睡眠质量评价以及日间身体机能变得越来越好！

在我们看来，此研究的结果很清楚：睡眠问题不应该被视作正常衰老的一部分，而应该促使人们查明可治疗的潜在原因，例如某种睡眠疾病。年纪大并不是睡眠差的根本原因！

我们如何研究睡眠和嗜睡症

在睡眠实验室中，为了不吵醒病人，说话要轻声细语

　　人们对睡眠重要性的认知、睡眠所带来困扰和疾病，以及科学技术的不断进步，促成了真正的睡眠医学的发展。目前，瑞士和法国的所有大学医院都有睡眠实验室。在一些非大学医院以及私人诊所中也有专门诊断和治疗睡眠疾病的单位。一门真正研究睡眠和睡眠困扰的医学专科发展了起来，并且也有相应的学校、机构在培养专门研究这些病理的医生。睡眠领域的医生通常学习过神经学、肺病学或神经病学，因为这三门学科培养出的能力最有利于医生治疗饱受睡眠困扰的病人。在得到例如欧洲睡眠医学及睡眠研究学会——由来自欧洲不同国家的睡眠专家组成的学术性协会——的认证后，一些

医生就成为睡眠学家。

在睡眠实验室中,研究人员不分昼夜地工作,说话要轻声细语,以避免制造噪声吵醒在房间里睡觉的病人。我们的睡眠中心位于沃州大学医疗中心的主楼内。由于主楼的入口在 8 层,熟悉洛桑但不知道这一医疗中心的人就会想象我们可以欣赏到一派风景迤逦的湖光山色,因为这座城市许多建筑确实都建在俯瞰日内瓦湖的山丘上。但事实并非如此,因为睡眠中心位于地下 2 层。这样安排的目的在于将影响睡眠研究的最大敌人——噪声绝对隔离在外。因为在医院里,总有搭载急诊患者的直升机、救护车或病患和医护人员不断来来往往制造出来的噪声,想要远离这些噪声并非总是那么容易。

近数十年来,睡眠中心有了很大改善。贝格尔记录下最初脑电活动的那个时代已离我们很遥远。不像 20 世纪 20 年代纳撒尼尔·克莱特曼在芝加哥大学生理学大楼的小房间里建立的实验室那样,我们的实验室也早已不是最初那批。最初的电极像小别针一样,要插进志愿者坚韧的头皮里,而且记录下来的信号数量也非常有限。用于观察脑电活动所必需的放大器会塞满整个房间。脑电活动记录是打在纸上的,机器连夜运转,需要消耗大量的纸张。因此,人们最初记录睡眠并不会持续一整晚,而是随机选择夜间的某些时间段,观察睡眠实验的医生因此也可以睡上一会儿。

大部分睡眠研究因第二次世界大战而中断。但是由于电子技术在战时有所发展,睡眠研究在战后重新活跃繁荣起来。最初用于临床的睡眠实验室于 20 世纪 60 年代出现在美国,例如建于 1964 年的斯坦福大学威廉·迪蒙特的实验室,它被视为全球首个睡眠实验室。

传感器与日俱增：多导睡眠图诞生

随着研究的深入，为了更好地研究、记录睡眠阶段和睡眠期，发明新式传感器就成了必需。除了用于记录脑电波变化的必要传感器外，现在还有置于眼睛边上用于记录眼球运动的传感器（眼电图）以及贴在下巴上用于判断肌肉运动的传感器（肌电图）。

在 20 世纪 60 年代末 70 年代初时，研究人员在一些病人身上发现了呼吸暂停现象：他们在睡眠期间会停止呼吸。新式传感器就发挥了其作用。为了记录睡眠中的呼吸参数，研究人员为这些病人佩戴了用于记录气息的新式传感器、用于记录胸腔和腹部运动的绑带以及用于测量血液含氧量的指尖传感器（血氧仪）。除了这些，还有紧贴在胫骨肌肉上的传感器，可用于诊断不宁腿综合征患者。

用于研究睡眠的参照监测方法、睡眠医学的"金本位制"①诞生了：多导睡眠监测。1974 年，流淌着希腊和拉丁文化血液的斯坦福大学杰罗姆·奥朗德（Jérôme Hollande）医生首次运用了此词。这个词由希腊语 poly（多）、拉丁语 somnus（睡眠）以及希腊语 graphien（描绘）组合而成。因为在多导睡眠监测过程中，我们实际上会记录到以上所有参数，甚至更多！因为我们还可以根据情况记录除腿部

---

① 　金本位制就是以黄金为本位币的货币制度。

以外的其他肌肉、中央温度、二氧化碳含量（呼吸困难会导致血液中二氧化碳增加）、阴茎体积描记法、食道压力等，这些都会由一个可在黑暗房间里记录动态的红外摄像机同步拍摄。所有数据会被储存在功能强大的电脑上，以便做详细分析。

如你们所见，得益于信息技术的进步，多导睡眠监测得到了巨大发展。但它仍然是一项费力的检查，会生成大量信息且需要专业人员进行分析。想象一下，记录所有参数需要花费 8 小时左右。然后，我们会将记录总时长按每 30 秒为一页进行切分。监测一个平常的夜晚产生的数据多达近千页。我们每隔 30 秒就要分析脑电图特征，由此判断此人是否睡着以及处于何种睡眠阶段：浅睡眠、深睡眠或异相睡眠。接下来，我们还要分析呼吸及双腿活动；也要通过录像来判断此人在睡眠期间是否有异常表现，例如癫痫发作或梦游，并记下夜间短暂清醒（持续 3～15 秒）的次数等，一切都是人工完成的，因为任何自动分析系统都无法精确完成这一任务。

医生，头上贴着这些电极，我能睡着吗？

当我们向病人建议在实验室过夜以便研究他们的睡眠时，他们向来会提出此问题。这也是睡眠医学的矛盾之一：测量工具改变了我们想要测量的内容。在实验室里睡觉，就意味着睡在一间不属于自己的房间里、一张不属于自己的床上，还有那么多电极贴在头上、胸部、鼻子和腿上，这些都会影响睡眠……所以这绝对不是睡眠的最佳环境。在解读睡眠记录结果时，我们也会将这些因素考虑进去。尤其要说明一点，在大多数情况下，我们感兴趣的并不一定是病人睡了多久（即便在家里，每晚睡眠时间也不尽相同），而是他睡觉时发生了什么！关于这一点，我们总是能观察到。人一旦入睡，就会忘掉贴在身上的所有电极。例如，无论睡 8 小时还是 4 小时，一位呼吸暂停患者仍会犯病。很多睡眠疾病都是如此。

多导睡眠监测并非系统检查

也是出于这个原因，我们不一定会为所有前来咨询睡眠问题的患者记录睡眠。例如，对于失眠症初发期的患者，如果他们在检查时没有表现出其他睡眠疾病的征兆，我们就不会为他们记录睡眠。因为通过记录，我们也只能得到患者睡眠差这一已知结果。而且患者会比我们更了解自身睡眠的情况，因为通常在来咨询前，失眠已经困扰了他很多年。矛盾的是，有些睡眠通常较差的患者在实验室中反而会睡得很好。但这也很好理解，在度过数个糟糕的夜晚后，来到睡眠中心，在睡眠中心睡觉会给患者带来压力，而在最不期望能睡得好的环境下，他们恰好能睡得很好。

最后，根据我们的经验，病人在实验室里一夜难眠的情况少之又少。虽然的确要花稍长的时间才能入睡，但睡眠机器一旦启动，就会像在家入睡一样。在像我们这样的睡眠中心里，每年要记录近 1000 位患者，其中一年大约只有 5～6 位患者无法获得足够睡眠，所以我们也就无法从他们身上得出与睡眠疾病相关的结论。而且这些患者的病因通常与停药或并发疾病等特殊情况相关。

在睡眠中心过夜的行动指南

如果你们要来实验室睡觉以记录睡眠,我们建议你们晚上过来佩戴这些传感器。然后在其中一间睡眠监测室里像往常一样睡觉。但不用担心,你们不会被绑在床上。因为所有传感器都是通过一根电缆连到记录仪上,如果夜间需要起床,只要将它拔下,并在回到床上时重新接上就可以。护士和专业技术人员整晚都会在那里,他们会在你们有需求时给予帮助并监控记录质量。因为有时在夜里,传感器可能会移位,电极也可能会掉落,需要及时调整和更换它们。

记录类型也有所不同,但在大多数情况下,你们会在早晨被唤醒,取掉电极后可以洗个澡后离开。我们现在一般使用生态胶来固定电极,洗个澡就可以轻易去除。有时我们不会唤醒病人,而是等他们自己醒来。这种方法被称作随意(拉丁语 ad libitum)记录,当病人疑似患有嗜睡症①时,我们就会采用这种方法。而且病人有时要在结束记录后的当天待在实验室里做嗜睡测试。

---

① 睡眠机器生产了"过多"睡眠;患者可连续睡 12～15 个小时,甚至之后还能睡 2～3 小时的午觉……仿佛大脑怎样都睡不够似的。

对睡意的错误判断

很多睡眠疾病都表现为白天过度嗜睡。由于疾病会导致睡眠支离破碎或睡眠机器运转失常，人们不分场合，甚至是在那些本不该睡觉的地方都能入睡，比如在开车的时候。而且在驾驶时睡着引起的车祸要多于饮酒或吸毒！此外，如果人们在驾驶时睡着，引起的车祸常常都是灾难性的，因为它们的发生让人措手不及，而且经常是在高速行驶时。一个昏昏欲睡的人发生车祸的风险是常人的 2 倍。夜间车祸发生概率会是平时的 5～10 倍，因为此时我们更为疲惫，且生物钟处于夜间模式，使得我们的警惕性降低。有研究表明，对于一个连续已保持清醒 21 个小时的驾驶员而言，发生事故的风险概率等同于驾驶时血液中酒精含量为 0.8‰。提醒一句，在瑞士和法国，驾驶私家车时血液中酒精含量不得超过 0.5‰。职业司机、新驾驶员、实习驾驶员、驾校教练以及陪同驾驶员则不得超过 0.1‰。

> **你们知道吗？**
>
> *15～29 岁青年死亡的首要原因*
>
> *1885 年，汽车发明者之一卡尔·弗里德里希·米歇尔·本茨（Karl Friedrich Michael Benz）首次公开展示他的发明——三轮汽车，但其发明最终撞到了墙上。也因此，保障驾驶员的安全措施开始有了巨大的发展。汽车当然跑得更快了，但也变得更坚固了，且装有安全带、气囊和其他安全系统；道路设施也更安全。尽管如此，根据世界卫生组织发布的 2015 年道路安全状况报告，全球每年仍有近 125 万人死于道路事故。这就相当于每天有 4 架空客 A380（最大的民用载客飞机）坠落一样……而且驾驶时昏昏欲睡引起的车祸占相当大的比例。*

此外，我们对自己的睡意状况有着很严重的误判，这在睡眠实验室进行的研究中得到了证明。通过脑电图记录，科学家能够判断一个人何时进入睡眠状态，且几乎可以精确到秒，因为脑电活动会产生睡眠波。平均我们要在入睡大约 2 分钟后才能意识到自己在睡觉。只有 15% 的实验对象在入睡 1 分钟后意识到睡眠，而 35% 的实验对象在入睡 5 分钟后都没有察觉自己已经睡着了。

你们一定有过这样的经历：你正舒舒服服地坐在沙发上看晚间新闻，眼皮有些沉，思绪有点飘，主持人的声音变得遥远，这时您的伴侣用手臂碰了碰你："你怎么睡着啦！"你会意识清醒并带着一些怒气地说对方瞎说。"我可没瞎说，你刚才都打呼噜了！"

没错，你们刚才就在睡觉（醒着的时候可不会打呼噜），但自己却没有意识。在驾驶时，只走神 1 秒钟就足以引起致命后果。因为在高速公路上汽车以 120 千米每小时的速度行驶时，1 秒钟就相当于行驶了 33 米以上。

值得庆幸的是，人们往往能感到睡意来临。你们知道所有在驾驶时犯困的预先征兆：感到眼皮沉重；想揉眼睛；必须频繁舒展身体或调整座椅；视线模糊；觉得冷。人们感觉到睡意来临……可还没意识到就睡着了。这意味着千万不要等待。在最微小的征兆出现时，就应该停车，即便车马上就要开到家了，这也是最危险的情况之一。停车，然后做唯一一件可以抵挡睡意的事：睡觉！记住著名的 10～15 分钟涡轮式高效小睡。研究也表明对抗睡意的其他策略都是无效的，诸如打开车窗、唱歌或喝咖啡，等等。

埃克森·瓦尔迪兹，切尔诺贝利，博帕尔、挑战者号航天飞机

嗜睡不仅仅会引起路面交通事故。人们认为在某种程度上，嗜睡引发了人类历史上许多重大工业事故。因为它们经常发生在夜间或在缺觉的团队身上："埃克森·瓦尔迪兹"（Exxon Valdez）号邮轮漏油事故发生在午夜；切尔诺贝利（Tchernobyl）主反应堆在凌晨 1 点 23 分爆炸；印度博帕尔（Bhopal）毒气泄漏发生在 23 点 50 分；挑

战者号(Challenger)航天飞机灾难发生在大清早,负责飞船起飞的团队实际上为了尝试解决技术问题而一宿没睡。这些事故中负责操作的人员不一定在操控台上睡着了,但他们常常做出了错误决定。如果他们休息充分,就绝不会这样。因为在我们缺少睡眠、大脑迟钝的时候,判断形势的能力就会成为最先失常的事物之一。我们会做出未必能应对当下危险的决定。当我们昏昏欲睡,先是脑前额叶会发生功能障碍,这个部位与建立复杂的认知过程紧密相连,例如,制定计划和演绎推理这两种能力,它们能让我们解决复杂问题并采取符合情形的决定。当脑前额叶运行失常,我们就无法正确判断情况的严重性,从而就会冒险。我们很好奇这是否能解释政客们经过整夜的谈判后做出的某些决定。

因此,白天过度嗜睡的确是一个公共健康问题。从它引起的结果和发生频率就可以看出:15％～20％的普通成年人有中度嗜睡症状,严重嗜睡的人占 4％～6％,对于其中很多人来说,这种现象以及随之带来的风险已是家常便饭。

如何测量嗜睡?

如何测量嗜睡? 这是睡眠医学的重大问题之一。目前尚无用来判断嗜睡标准的"生物标记"。糖尿病专家通过血液分析能迅速判断某人是否血糖过量。但我们并不能通过采集血液来判断一个人是否嗜睡,或者在高速公路上检查时让人吹气球,然后说:"您不能驾驶!

您的嗜睡含量太高了！"但我们仍有用于推测嗜睡的工具，或更确切地说，推测白天容易入睡的倾向。

嗜睡量表

我们会使用一些调查表，例如埃普沃斯嗜睡量表，被医生广泛用来评估日间过度嗜睡的存在。澳大利亚医生默里·约翰斯（Murray Johns）提出并使用了这一调查表，还用他所在的这所墨尔本医院为其命名。表中提出了日常生活中或多或少会让人昏昏沉沉的 8 种情况——看电视或电影时；作为乘客坐车超过 1 小时；在没有喝酒的情况下吃完饭坐在桌边，等等。你们可以通过以下方式来判断自己是否患有异常的嗜睡症：想象自己在每种情况下睡着的频率：0＝从未；1＝很少；2＝一半概率；3＝几乎都会。最后将所有数字相加，如果你们分数不低于 11，就患有异常日间嗜睡症，需要就诊。这一调查表的优点在于简单、快捷、便宜，而且已被很多研究运用于评估和确认某些治疗的效果。但它也存在所有调查表都有的本质缺陷：主观性太强。在前文已经说过，人们对自己睡眠的判断很不准确。问诊时，我们常常发现夫妻填写的埃普沃斯嗜睡量表答案不一致的情况。举个例子，我们虚构了一位在妻子陪同下来看病的患者罗兰（Roland），以下是我们对话的一部分：

"罗兰先生，您在看电视时睡着的频率有多高？0＝从未；1＝很少；2＝一半概率；3＝几乎都会。"

"医生，我从来不会在看电视时睡着！"

这时罗兰夫人忍不住了："怎么可能！你一坐到电视机前就会打

瞌睡。你从《洛奇 2》(*Rocky II*, 1979 年上映)起就从未看到过任何一部电影的末尾!"

故意给出错误答案的情况也有可能存在。想象一下,当问一个酒驾事故责任人是否喝了酒时,如果没有客观的判断方法——通过测量血液中的酒精含量——他就会回答没喝酒,因为他知道你无法反驳。处理嗜睡的情况有些相像。如果你问一个人是否在驾驶时睡着了,他也许会回答没有,因为不这样回答的话,他的驾照就可能会被没收。

嗜睡检测

即便使用了大量问卷来评估嗜睡情况,我们仍需要一种客观的嗜睡测量方法。1975 年,玛丽·卡斯克敦(Mary Carskadon),一位年轻的心理学毕业生、认知科学博士加入了斯坦福睡眠中心的威廉·迪蒙特团队。她和迪蒙特共同推动了一项检测的发展,即多重睡眠潜伏期测试(multiple sleep latencies test,简称 MSLT),今天我们在临床上仍用它来测量嗜睡情况。

这项检测基于一个相当简单的认识:嗜睡表现了人们对睡眠的生理需求,就像口渴表达了喝水的需求一样,实验对象入睡速度反映了他的睡眠倾向程度。因此,这项检测会在睡眠实验室的条件下固定时间测量入睡速度。为此,实验对象/患者会被安置在睡眠实验室的昏暗房间里,根据指令安静地躺在床上闭上眼睛并试着睡觉。这个过程每隔 2 小时重复一次,一天要重复 4~5 次。如果他睡不着,检测会在 20 分钟后结束。如果他睡着了,研究人员会让他睡 15 分钟,用于判断他白天的睡眠结构,因为比如我们之后会谈到的发作性睡病等疾病会改变睡眠结构,所以研究人员会让他睡 15 分钟以判断其白天的睡眠结构。我们因此能借助脑电图计算患者在每次检测中的入睡速度,并在之后取所有检测的平均值。这就像通过一个人冲向一杯水的速度来测量脱水程度一样。得到的结果会与之前在同等条件下接受检测的数千人进行比对,用来判断此人是否处于平均值还是显然超出了标准。

那么,判断一个人是否嗜睡的客观标准是什么? 如果 5 次检测的平均入睡时间在 8 分钟以内,这个人就可以被断定为严重嗜睡。介于 8～10 分钟之间的为"灰色地带"。但是,如果平均时间超过 10 分钟,检测结果就会被视为正常。的确这不是一个毫无缺陷的检测,它可能会受很多因素影响。例如,有些人在实验室会感到焦虑,无法像在平常生活中那样快速入睡。还有一些人则有强大的睡眠能力:他们几乎能随心所欲地"离线",进入睡眠状态。不过他们不想睡觉时就不会睡着。因此,这对他们的日常生活不会造成任何问题。

尽管这项检测有局限性(患者要在实验室待一整天;专业技术人员要一直盯着脑电图),但它依旧是我们用来客观测量嗜睡情况,诊断一些由睡眠机器在白天运转过快而引起的睡眠疾病的最好方法。这一检测可将嗜睡与疲劳等其他相似但实际上天差地别的症状区分开。疲劳是医学上最常见的症状之一,也不具有任何生物标记,因为我们无法通过血液分析来测量"疲惫含量"。它通常由器官过度工作引起,表现为体力减弱和活力减少,一般还伴随着一种特有的感觉,即疲劳感。约 20% 的大众会抱怨感到疲惫。它是体力活或高强度脑力活引起的正常结果,但也会伴随着很多急性或慢性疾病而来,如传染病、抑郁症、癌症、肾功能衰竭、癫痫、风湿病、多发性硬化症以及头部创伤等。很多药物治疗以及放疗或化疗会带来疲劳的副作用。如果人们感到昏昏欲睡，必然会感到疲惫。但人们感到疲惫时却未必会昏昏欲睡。跑完马拉松后会觉得很累，但不可能睡着。人们感到疲惫的原因多种多样，想要找出原因并处理好并非总是那么轻而易举。另一方面，嗜睡则说明睡眠出现了以下几种问题：

● **睡眠不足**。如果我们需要 8 小时睡眠，而通常只睡 5 小时，我们很快就会昏昏欲睡。

● **睡眠期间出现一些情况，导致睡眠无法恢复精力**。例如呼吸暂停。人们睡觉时呼吸停止，便不得不为了再次呼吸而醒来。这种清醒非常短暂，时间短到大脑都记录不到它们，所以人们对此也没有任何意识。但睡眠会变得零散且质量差，因为人们在夜间通常会醒来数百次。无论睡 10 个小时还是 100 个小时，人们都会一直困倦。像呼吸暂停一样，其他疾病也会破坏夜间睡眠并使其不得安宁。

● **睡眠机器运转不良**。这种情况被称作中央嗜睡症。大脑有时会感觉不到睡够了，人就会长时间地睡下去，睡眠持久且深入，而且清醒极为困难。有时，觉醒和睡眠之间的切换似乎无法正常运作，导致睡眠机器启动过快（人在走路、说话或其他情况下都能睡着）。

保持清醒的能力检测

多导睡眠监测与多重睡眠潜伏期测试的结合可以让我们探究并

诊断嗜睡的所有原因。但在某些情况下，我们关注的不在于人是否能快速入睡。以载我们前往里斯本度假的客车司机为例，我们关注的是他是否能保持清醒！为此，研究人员探索出了一项多重睡眠潜伏期测试的镜面检测：清醒维持试验（maintenance of wakefulness test，简称 MWT）。它旨在测试一个人在利于入睡的实验室环境中维持清醒的能力。和多重睡眠潜伏期测试一样，它也要检测 4～5 次，每隔 2 小时进行一次。但在此测定中，实验对象可以在柔和的灯光下舒舒服服地坐在椅子上接受保持清醒的指令，每次检测历时 40 分钟！如果实验对象睡着了，检测就会中断。之后，我们也会计算整个测试的平均反应时长。

这当然不同于真实生活，尤其在驾驶时。但正是因为实验室环境是完全标准化的，对所有患者而言，测试条件始终是相同的，我们才能将这些结果与真实驾驶环境下收集到的科学数据进行对比。多亏了一些研究，尤其是波尔多大学皮埃尔·菲利普（Pierre Philip）教授团队所做的研究，我们了解到清醒度维持测试结果与道路事故风险之间紧密相关。为了进行这些研究，他们使用了驾驶模拟器，甚至还进行了真实的驾驶测试。在一次实验中，实验对象要于上午 9 点至 10 点 30 分，以 130 千米每小时的速度在高速公路上行驶约 200 千米。他们的实验由一名专业教练陪同，后者能够在任何必要时刻控制住汽车，而且也征得了相关部门的同意。汽车装有录像系统，用于记录行程和判断对象因驾驶不当而压白线的次数。越过白线说明汽车偏离右行线，也是驾驶途中犯困以及发生车祸风险的早期迹象。在此研究中，所有对象都通过一个清醒度维持测试获得了完整的多导睡眠监测评估。因此，从这一清醒度维持测试的结果出发，他们就能确定事故风险过大。基于这些结果,我们可以判断患睡眠疾病或因驾驶途中睡着而疑似发生过事故的人的驾驶能力,尤其是职业驾驶人员的驾驶能力。

其他睡眠测试

我们也会使用其他测试来检测睡眠疾病。例如,如果研究呼吸暂停等睡眠期间的呼吸问题,我们可以在家进行多导检查。它能记录气息、血液含氧量、心肺参数、胸腔及腹部运动、心率等心肺参数。我们无法通过这项检查观测到睡眠,但能检测到可能发生的呼吸暂停。此检测的优势在于操作更简单且无须在睡眠实验室过夜。

借助于多导睡眠监测,我们可获得很多有关睡眠质量和数量的信息,但这项检查显然具有一定的复杂性,只能通过在实验室睡一晚来进行。而在某些情况下,我们想了解更长时期内的睡眠时长。为此,我们会为患者佩戴一个腕动仪,这是一种像手表一样可戴在手腕的小型设备,里面有一个活动传感器。它的原理是,醒着就会动,如果传感器不动或很少动,则很可能就是患者睡着了。从这些记录获得的数据分析被证实与多导睡眠监测得到的客观睡眠时长紧密相关。

同时,也可以要求参与实践的患者填写睡眠记录本,这是一个非常有趣的自我睡眠评价工具,也很容易操作,因为每天只需记录上下床时间以及睡眠周期即可。如果没睡觉,那就不用记录。患者也可以记下白天是否感到疲惫,是否睡了午觉,以及如焦虑、服药等可能会对睡眠产生影响的事情。可以参照本书末尾的模板来填写自己的

你们知道吗？

声称可监测睡眠的智能手机应用软件是如何运作的？

你们可能知道这些应用软件。用于睡眠分析的智能手机应用软件多达数十种。但它们真的有效吗？首先要说的是，为了显示睡眠和睡眠周期的特点，必须借助脑电图记录脑电波活动。而这些软件只利用了内置在大多数智能手机中的加速度计或行动传感器。将手机放在枕头底下，它就可感知到你们在床上的动静，类似于我们用于判断睡眠时间的腕动仪：如果你们动得厉害，说明已经醒了；如果你们不怎么动，说明正处于深睡眠；如果你们一动也不动，那么你们很有可能处于异相睡眠，因为在此睡眠阶段，肌肉会为了避免让我们"活在梦里"而真正瘫痪。所以，实际上这些应用软件不直接记录睡眠，而是基于人的活动使用间接的睡眠度量。这是一种非常粗略的估量。即便这些应用在一定程度上能精确计算出睡眠时长，它们对于判断睡眠阶段却不太有效。

此类应用软件中的大多数都能在恰当时间将你们唤醒，从而能更好地开始新的一天。因为通过分析你们的活动，它们会在你们开始有动静的时候将你们唤醒，这也说明此时你们的睡眠变得更浅了。相比于从深睡眠中途或异相睡眠中醒来，如果我们从浅睡眠中醒来，每天早晨的开启会更加容易。为此，你们得将闹钟设置为必须离开床的"截止"时间。应用

> 软件会提前半小时左右分析你们的活动,并在它认为你们的睡眠变浅时将你们唤醒,或在你们设置好的最晚起床时间将你们唤醒。但存在风险,如果你们在醒来的半小时前就开始有动静,它就会毫不犹豫地在此刻将你们唤醒!它的确能将你们从浅睡眠中唤醒或让你们更容易起床,但你们将丢失半小时睡眠,长此以往,就可能会适得其反。

睡眠记录本。这是个很有趣的过程,可以让你们了解自己的睡眠节律。因为想要回忆起自己是如何睡觉的并不总是那么容易。举个例子,你们能回想起 5 天前的睡眠吗?每天记录睡眠有助于记录大量信息。但请注意!这是一种极其主观的估计!不需要为了填写记录本而每隔 5 分钟就看一下闹钟上的时间。我们想了解的是患者对自己睡眠的主观判断,它最终会成为最重要的参数,用于评估"人们是如何感受自己的睡眠的"。从这个意义上讲,睡眠记录本是对腕动仪的有效补充,这种方式可以让我们进行更长时间的记录,从几天延长至数星期,也可以让我们判断一个人是否睡得过少或过多,生物钟是否紊乱,例如我们在下文会谈到的周期推后问题,这种情况在青少年身上很常见。

现在你们已经了解了之前一直想要了解的有关正常睡眠的所有

知识，我们建议你们通过了解睡眠疾病将这次旅程继续下去。睡眠疾病在普通人群身上非常普遍。亲爱的读者们，也许你们中的一些人或你们身边的人就饱受某种睡眠疾病困扰。本书的目的不是为了提供可以治愈这些疾病的神奇药方。我们也没有这种方子。最重要的是，我们希望帮助你们了解一些会给生活带来极大不便的疾病症状，解释其背后的机制，并鼓励你们去看医生，如果你们发现自己有这些情况的话。最后，告诉大家一个好消息，大多数的睡眠疾病目前都有有效的治疗方法。

　　你们准备好了吗？请系好安全带，旅程继续……

第二部分

如何睡个好觉

失　眠

"医生，我已经 3 年没合眼了……"

　　"医生，我已经 3 年没合眼了……"这是 C·K 女士进入诊室后说的第一句话。

　　我们第一次在睡眠中心见到 C·K 女士时，她 30 岁，是贸易行业的一名年轻员工。她的主治医师已经绝望了，只能建议她来我们这里看看。在概述她临床病程的邮件中，这位医生表示他已经"用尽一切方法"来改善病人失眠的问题：建议她养成良好的睡眠习惯，比如保持规律的睡眠时间、晚上不喝咖啡、反射疗法①、运动疗法、针灸、顺势疗法、植物疗法②，甚至服用各种安眠药。她已经尝试了十多种不同的安眠药，但因为不见效和各种副作用不得不停药。不管剂量多高，病人吃安眠药与否，她的睡眠质量都差不多。而且服药后她一整天都迷迷糊糊。

她表示，她平时晚上10点30分到11点之间上床睡觉，不是因为她想睡，而是因为到"睡觉的时间了"。她要花上1~4个小时才能入睡。这之后一晚上要醒来至少10次，每次醒来都很难再次入睡（至少要30分钟）。早上7点得起来上班，但她经常在闹钟响之前很久就已经醒了。总之，对她来说能睡3个小时就算"睡得好"，"睡不好"就是通宵。她没睡着的时候，就躺在床上，等着睡意袭来。这个过程伴随着大量的精神活动。虽然她的生活没什么特别的烦恼，但她的大脑却从不停歇，她回想前一天做了什么，规划今后的安排或者仅仅是漫无目的地瞎想。

她说她的睡眠一直很差，从小时候起一点响动就会让她醒来。而3年前一次工作调动和日本之行后情况就显著恶化了，旅行中她一周都没能睡着。此后生活变成了一场噩梦。因为睡眠问题，她总是很疲惫，这还影响了她的记忆力、注意力、情绪和性格。这些问题还影响到了她的职场、社交和家庭生活。奇怪的是，尽管夜间几乎不睡，她白天也不会困。下班回家后她疲惫地躺在沙发上但就是睡不

---

①　这种类似足疗的方法源自美国，认为人的手/脚每个部分对应一个生理功能/器官。

②　类似草药学，从各种植物中萃取各种成分用于治疗。

着。周末也是一样，虽然她试着午睡，但从未成功。

这真的可能吗？3年里几乎不睡觉？我们也很震惊。因为这种失眠太严重，持续时间太长，所以我们想要排除其他睡眠疾病的可能。C·K女士是否患了呼吸暂停，每次她刚睡着就因呼吸暂停而被迫醒来？还有没有别的情况阻止她入睡？为了把这些问题弄明白，她在我们的中心过了一夜。设置好传感器后，她舒舒服服地躺在床上，关灯之后夜班技术人员开始记录。电脑上的脑电波图像显示她闭着眼睛但仍然醒着。不过很快，屏幕上显示出典型的睡眠状态的波形。最开始是浅睡眠，之后是深度睡眠，最后是异相睡眠。仔细分析她的记录后，我们确认12分钟后她已经睡着了，她经历了6个完整的睡眠周期，约7小时（440分钟）的持续睡眠，短暂地醒了几次，整个过程清晰地显示出睡眠的不同阶段。仪器记录让我们排除了其他睡眠疾病的可能，比如呼吸暂停或异常动作。

大约第二天早晨6点30分，技术人员敲了她的房门，进去之后发现C·K女士已经完全清醒了。当问到昨晚睡得如何，这位女士的回答使他十分震惊："太可怕了！我整夜没合眼！这是我这辈子最糟糕的晚上！"

这是怎么回事？

C·K女士患了一种睡眠专家都难以解释清楚的失眠症，叫作主观性失眠，以前也被称为睡眠知觉障碍。这种失眠状况下，我们根据多导睡眠图得出的睡眠状态客观评估与患者主诉明显不一致。患者对失眠、睡眠质量差的抱怨是真实而确凿的。归根结底重点在于我们对自己睡眠的感知。此外，对失眠的定义是以患者的主诉为基础的，即患者自觉睡眠质量差，难以入睡，总是中途醒来，睡眠持续时间短且无法再次入睡。

几天之后 C·K 女士又来咨询，我们给她看了记录的分析结果。她认为从一个在她看来"几乎没睡"的夜晚中我们不会得到什么结论。但是当她得知我们记录了差不多 7 小时的睡眠时间时，她感到十分震惊。震惊过后，这些结论使她放下心来。她的大脑可以产生睡眠，也显示出正常的睡眠结构。她并未质疑我们在欺骗病人，而是问了我们一个难以回答的问题："为什么我觉得我没睡，你们却告诉我我睡了呢？"

这是由一系列因素导致的。确实大多数人都趋向于高估夜间醒来的时长。当我们在夜间醒来时，一分钟也像过了几小时。我们醒来，看看表，又睡去。再醒来，再看看表。当中过了一个半小时，但我们会觉得这段时间自己一直醒着。主观性失眠是这种现象的一种极端形式。患者的大脑似乎不能感知两次清醒之间的睡眠。或者这类患者处于一种所谓的"分离状态"。他们可能同时清醒和睡眠。他们的清醒系统太强了，虽然睡眠机器已经启动，但清醒系统却还在继续运转。就像是你在车上踩了刹车，但没有松开油门。

一些采用了高密度脑电图或功能成像技术（该技术可以观察到在人们睡着时的整体大脑活动）的研究似乎可以证明在这些病人身上，大脑的某些部分醒着，另一些部分睡着。我们的多导睡眠图没有足够的精度来检测这种现象。但这是可能发生的，因为大脑的各部分的睡眠方式并不相同。有的部分更容易入睡，另一些则睡得更深。但一般情况下不同的部分是相互协调的。这有点像管弦乐队，包含很多乐器,但是在乐队指挥的引导下可以演奏同一篇乐章。在我们的大脑中视交叉上核就扮演着乐队指挥的角色,协调我们的清醒状态。但是有时这个系统没有正常工作,而是引向"分离状态"。你们必定会知道其他机制不同的分离状态,我们也将在这本书里再次提到,比如梦游症、睡眠幻觉、异相睡眠行为异常、清醒梦等。

她该怎么办?

这种失眠的治疗方法并不简单。C·K女士非常清楚这一点,因为她已经尝试了很多方法,吃了很多种药,但结果都令人失望。不管怎样,我们知道安眠药是不管用的。这类药品旨在启动人体内的睡眠机器,但在C·K女士身上这些机器运转完全没有问题!清醒才是症结所在。清醒的感觉太强烈了。这类病人即使在睡着时也处于一种持续的过度觉醒状态。他们失去了对睡眠的感知,始终觉得自己处于半睡状态。为了治疗这类失眠,我们借助了认知行为疗法。这是一种短程疗法,旨在帮助患者确立正确的认知。在这一病例中,要认知的就是睡眠。认知行为疗法结合了一系列技术,比如放松、刺激控制法等,来达到目标效果。因为这种失眠伴随着过度觉醒状态,我们建议患者严格限制在床上的时间。原理很简单:既然清醒很强烈,睡眠就得比清醒更强烈,才能在躺床上的时候让天平倒向睡眠的一边。如果你们还记得控制睡眠的机制,特别是过程S,你们就会明白持续保持清醒可以积累起对睡眠的需要。所以只有等睡意到来,才能上床。如果没有睡意,躺在床上不会有任何作用。这时上床除了自寻烦恼,还向大脑传递了这一信息:"床是我们睡不着时自寻烦恼的地方！即使自己不觉得烦恼，觉得开始'放空'，这也不是大脑体会的实际情况。"因为大脑还在工作，这是一个不自觉的现象，我们无法控制。如果越想控制，它就越脱离控制；越想睡觉，就越睡不着。反过来说，如果在床之外的地方进行愉悦而平静的活动来等待睡意到来，最终就能成功睡着。这样形式的上床睡觉就会向大脑发送完全不同的信息：床是我睡觉的地方。在夜间醒来也是一样的道理：要是 25 分钟内无法再次入睡，最好从床上起来等待睡意到来。所有关于失眠的研究都告诉了我们同样的事：让一组失眠患者躺在床上，对他们说："睡吧！"再让同一批人从床上起来，告诉他们："想做什么就做什么吧！"我们会发现采用第二种方式患者更容易睡着。这种方法能再次让大脑学会分清睡眠和清醒。如果觉得清醒了，就起床做点别的事而不是"等着睡着"。

C·K 女士在我们的心理医师弗朗索瓦丝·科内特（Françoise Cornette）的指导下接受了认知行为治疗。之后她又来到中心复查，那时她已经好多了，但她告诉我们一开始并不容易。最初几晚，她都觉得要坚持不下去了，因为她并没有想睡的感觉，她害怕再也不能回到床上睡觉，结果一直熬夜到第二天。但她向我们保证："如果我无论如何也睡不着，我就做些让我愉悦的事。"她学会了享受平静的时光，有机会获得属于自己的时间来冥想、放松、阅读、听音乐。很快，她就感到了睡意，一种她几乎忘掉的感受！某天她在电视机前睡着了，她已经 3 年没有过这种体验了。

"我怕睡不着，这么一想我就更睡不着了。"

一位 38 岁的女士向我们咨询，她难以入睡，在夜间会多次醒来。而且因为她之前睡眠都很好，所以这种失眠让她更受困扰。在青少年时期她一沾枕头就能睡着，一直到第二天早上才醒来。3 年前她生了第一个孩子，夜里得经常起来给孩子喂奶。之后孩子因新生儿肠绞痛，每天夜里都要哭好几次。因为丈夫得早起，所以经常是在休产假的她起来安抚儿子。她下午挤出时间小睡一会儿。晚上她尽早哄孩子睡着，自己才能在一个精疲力竭的夜晚的开始睡会儿。

在她生产 6 个月后，儿子终于可以自己睡觉了，她却发现自己再也睡不着了！她带着压力和疲惫重新回到职场。晚上，儿子上床后她和丈夫看一会儿电视，有时看着电视她就睡着了。然而当她躺在床上时问题就来了，她根本毫无睡意。她通常要在床上辗转反侧一两个小时才能入睡。即使儿子夜里不哭了，她也难以入睡。失眠的夜晚让她越来越疲倦，她开始忧虑。每天晚上要睡觉时她都思考着今夜会睡得怎样。朋友们看到了她的黑眼圈都提醒她多加注意。休假期间她尝试着下午小睡一会儿，但是并不见效，她每天都很疲惫，夜晚也难以休息。医生问诊后为她开了安眠药。她服用了几天，在药物的帮助下可以在晚上 9 点入睡了，然而每到午夜她又会醒来，就是睡不着。她觉得差不多从凌晨 3 点开始就再也睡不着了。更无法忍受的是每当她终于感觉要睡着时，闹钟就响了。

到底是什么出了问题？是孩子和孩子夜间的哭泣偷走了她的睡眠吗？她的生活成了一种折磨，她变得神经质，丈夫越来越不能忍受她情绪的波动，她在工作上也频频出错。她必须找回睡眠来让生活回到正轨。每天夜里当她走进卧室就相当焦虑，不知道之后会发生什么。

这是怎么回事？

这位女士患有典型的心理生理性失眠。这类失眠与以下两种因素有关：过度觉醒状态和对睡眠的消极调节。

我们回顾一下事情的经过就会发现：曾经，患者必须在夜间起床照顾孩子。她的大脑在自然睡眠的过程中受到了刺激，产生了一种与照顾孩子的忧虑紧密联系的过度觉醒状态。之后，孩子可以自己睡觉了，她的大脑却难以降低夜晚清醒的程度来重新找回正常睡眠的节奏。大多数人经过一段紧张或者睡眠不规律的时期后，几天或几周内就可以回归正常睡眠。患者的情况恰恰相反，虽然她重归职场，但她又产生了新的焦虑——害怕睡不好。但是缺少睡眠又会影响职场生活和育儿。夜里醒来时，她控制不住地看时间，计算睡了多久，如果现在再次入睡还能睡几个小时。她总想着为了第二天正常工作还得再睡几个小时，这给了她很大的压力。问题在于我们越努力控制睡眠就越睡不着，失眠的悲剧就是这么产生的！所以她担心睡不着的念头加上害怕第二天状态不佳的焦虑感使她一直处于过度觉醒状态。只要躺在床上就会回想起那些毫无睡意的难熬的时间，仅仅是进入卧室都会产生压力，使她保持清醒，阻碍了她的睡眠。

除了这种过度觉醒状态,患者还养成了一些对睡眠不利的态度和习惯。因为病中孩子的哭闹她夜里得起来,在这之后她顺理成章地想要早点休息并强迫自己有机会时午睡,这再正常不过了。如果说最开始这种小睡能解燃眉之急,当孩子夜里醒来的次数越来越少,这种习惯就成了问题所在。实际上,她晚上 9～10 点左右就睡下,早上 6 点 45 分起来,有时午睡一下,一天大约睡 10 个小时,但她可能只需要睡七八个小时就足够了。从那时起,她在床上躺 3 个小时都睡不着,这很不舒服,而且会带来很大的压力。

还要注意的一点是,夜间清醒的时间总是感觉更加漫长,比睡着的时间在记忆中更加深刻,由此产生了对失眠程度的过高估计。因此浅睡眠和中度睡眠也会被感知为清醒,这使失眠的感觉和随之而来的失落感更加强烈。我们通常会向患者举这样一个例子来说明这种情况,我们也已经跟你们举过这个例子了:一对夫妇在看电视,其中一个睡着了开始打鼾(清醒时是不会打鼾的),另一个说:"你睡着了?"打鼾的那个回答说:"当然没有!"这个例子证明在浅睡期,虽然根据鼾声,"从行为上说"大脑已经处于睡眠阶段,但仍然可以听到并且接收周围的声音。因此虽然我们听到教堂的钟声或者汽车经过的声音,但很有可能我们的大脑正在休息,我们也并没有浪费躺在床上的时间!

她该怎么办?

安眠药能暂时缓解她的情况,但并不能从根本上解决问题。安眠药能短期缓解严重失眠,但患者显然不属于这种情况。服药(苯二氮卓类药物)后她睡眠的改善是因为睡眠的"诱导效应"使她更难醒来,但睡眠质量变差了——浅睡期(2 期)时间增加,深睡期(3 期)显著减少。

对这类患者的治疗方法旨在打破患者"自我维持"失眠的恶性循环。患者必须通过认知方法避免产生关于睡眠的负面想法,削弱过度觉醒状态。她越把注意力从睡眠上转移开,就越容易睡着。心理专家的指导能够在一定程度上帮助她消除这类负面关联,有时候还可以结合其他方法辅助治疗,例如一些放松的方法来消除压力和由于恐惧失眠导致的过度觉醒状态。同时,还应创造利于睡眠的条件。这些利于睡眠的条件广为人知,但并不见得能在日常生活中遵守:中午开始就避免饮用引起兴奋的饮料,咖啡当然是不行的,可口可乐和能量饮料也要避免,还有红茶、绿茶甚至是冰红茶。香烟中的尼古丁也有兴奋作用,失眠者在夜间抽烟不能解决问题,因为大脑为了"过足瘾"可能会清醒起来。保持规律的睡眠时间也很重要,工作日和周末都是如此,因为我们的大脑喜欢规律性。明确指示大脑我们睡觉和起床的时间,可以让大脑分泌利于睡眠的褪黑素来为睡眠做准备。我们还建议所有要睡觉的人特别是失眠者在睡前进行一个小小的仪式。与儿童一样,固定的睡前仪式对成年人也很重要,尤其只在有睡意的时候才上床睡觉,这样躺在床上就会条件反射地触发睡眠。如果还不想睡,最好下床安静地读会儿书,等着眼皮变沉!

这些做法都行之有效并且值得所有人尝试,但是能真正让这位年轻的母亲打破失眠症恶性循环的方法是,控制她在床上的时间,并逐步使其与她对睡眠的实际需求相符。通常我们会让患者填写睡眠记录本或估算晚上睡觉的时间。

训练旨在控制在床上的时间,使其与失眠者感受到的睡眠时间相符。在实践中,如果一个人估计自己的夜间睡眠时间有 5 小时,我们一开始就要求他只在床上待 5 小时。这样他有可能在午夜前都禁止上床,在早上 5 点就必须下床,不管这 5 个小时睡得怎么样。这种方法通常都会产生睡眠债,因为失眠者估计的睡眠时间通常低于实际睡眠时间。我们会警告他们不要屈从于午睡的诱惑,因为他们感受到的这种睡意可能是治疗的一部分。如果患者严格守时,他就更容易在午夜感到睡意(而不是晚上 9 点),睡眠债会为睡眠带来便利,因而几天之后患者会惊喜地发现午夜到来就可以睡觉了。上床时间的改变加上睡眠债给了患者信心来自己找回睡眠,同时也减少了卧室带来的焦虑感。减少睡前清醒的时间也会减少夜间醒来的风险和随之而来的痛苦回忆。一旦失眠者可以在躺在床上正常睡眠 5 个小时,他就可以逐步谨慎地延长睡眠时间,每次一刻钟,直到日间的睡意消失。在患者能严格遵照医嘱的情况下这种非药物疗法效果很好。这也是治疗生理心理性失眠的关键要素之一,可以让失眠患者自己决定实际需要的睡眠时间并调整相应的就寝和起床时间。

快要歇斯底里的父母

我们的秘书卡琳来办公室向我们求助如何处理一项紧急咨询。正如很多其他的睡眠中心一样,我们的预约时间相当长,虽然睡眠疾病患者一般没有急诊情况,有时我们也会被要求紧急接诊一位因夜不能寐而极度痛苦的病人，或者是让我们来判断一位患有昏睡病且因此有可能在开车时打盹的驾驶员是否适合驾驶。

　　这个病例的特殊性就在于，不是病人自己打电话来咨询的，因为他只有 3 岁。是病人的父母求助的，他们声称"十分绝望，甚至想自杀"，接到电话几天后我们见到了这对父母。自小托马斯出生以来他们没有睡过一晚好觉。托马斯总是不好好睡觉。从很小的时候，他就很难睡着。他又哭又闹，父母只有把他抱在怀里安抚他，直到他睡着才能把他放到摇篮里。但他总是在夜里醒来。一开始，父母以为他饿了，给他准备了醒来时喝的奶。过了一段时间，当托马斯有了自己的床，父母就养成了习惯，在托马斯的卧室地上铺张床垫轮流睡觉，这样对方就可以休息一会儿了。因为托马斯夜里要醒来好几次，每一次都哭着找爸爸妈妈。有时候父母试着睡在自己卧室的大床上，托马斯醒来，拖着蹒跚的步子走到父母的卧室，哭得撕心裂肺，父母只好腾出位置让他睡在中间。白天托马斯总是很疲倦，在幼儿园他的午睡很规律而且时间很长。有时要睡两三个小时。相反，父母却没有这样的条件，因为他们两人都要工作。"度过 1277 个无眠之夜"的他们精疲力竭。简而言之，这对父母已在歇斯底里的边缘。

　　除了睡眠问题，托马斯非常健康，眼神灵活机警，善于交际，充满好奇。他的父母是年轻而充满活力的管理人员，他们非常爱托马斯。这是他们期盼好几年后生下的第一个孩子。

这是怎么回事，他们该怎么办？

　　儿童失眠十分常见，而且对于一些父母来说是不可避免的灾难，这些父母只有在身心俱疲时才会求助于主治医生、儿科医生或睡眠专家。然而，睡眠不好对孩子来说并不会有多少负面影响。正如我们在前几章看到的那样，在人的一生中睡眠是不断改变的，我们要了解它的变化，有时还要学着适应它。刚出生及出生之后的几周就是调整适应的过程。儿童的生活节奏和日夜交替是分开的，因此他的生物钟尚未调整规律。这是一个转变和逐渐适应的过程。正因如此，人们不需要再额外做什么去影响儿童的睡眠。渐渐地，孩子会学会如何好好睡觉。对，我们说的是学习，因为睡眠不仅是一种受基因影响的生物功能，还是一种行为。儿童必须学会好好睡觉，就像学会好好吃饭一样。他要学会不借助外界自己睡觉。一定要避免在儿童的大脑中形成这样的顺序：醒来、哭泣、成人介入、安抚、睡觉。因为一旦儿童学会了这样睡觉，他每天都需要经历相同的程序来入睡。从 6 个月起，这一切就开始上演了。儿童的生物钟已经可以感知日夜变化。他会在一个固定的时间醒来，经历 9～10 个睡眠循环，每个循环约 1 小时。这并不会被饥饿打断，因为我们新陈代谢的控制系统可以一整夜维持血液中营养成分的稳定。尽管这时儿童白天还要午睡，但睡整夜觉是儿童大脑发育成熟的表现。儿童成功入睡的 3 个关键是：

（1）避免让床变成一种威胁。有些父母会把送孩子上床作为一种惩罚方式。不行，应该告诉孩子床是一个很棒的地方，让孩子认识到床是我们经历美好的充满冒险的一天后休息的地方。在床上我们可以给自己充电，来精力充沛地迎接第二天，让我们可以跟朋友、父母、兄弟姐妹等一起继续玩耍。

（2）积极教育。经常鼓励孩子的努力和进步。向孩子解释清楚为什么我们要做这些事。只要我们肯花时间解释，小孩子也能很好地理解。

(3)耐心和温和的威严。最开始需要很有耐心，相信我们所做的事情是为了孩子好。同时要做到刚柔并济，施以温和的威严，即使是在最困难的情况下也要坚守自己的职责。因此对于父母双方而言，在关键的学习阶段，解决分歧、坚定态度、始终站在同一阵线上十分重要。

我们要求托马斯的家长严格遵照我们的指示。虽然在实施过程中可能会有几天，尤其是几晚会比较难熬，但必须坚持下去。但神奇的是，在大多数情况下，几天内情况很快就会发生改变。为了能一口气睡个好觉，过去3年都睡不安稳的托马斯的父母已准备好再熬过几个糟糕的夜晚。

这对父母一开始怀疑托马斯有脑部疾病。单看孩子画的画和他目前所达到的发育阶段，我们可以排除这类疾病。睡眠问题只有在特殊情况下才会与器质性疾病或心理疾病相关，大多数时候想要解决睡眠问题需要做的是找回平衡。我们还向他们保证：我们不会让托马斯吃药，原则上儿童睡眠问题不采用药物治疗。

我们还谈到了睡眠生理现象。比如，尽管察觉不到，但实际上我们每天夜里都要醒20~30次。这些醒来的瞬间十分短暂，大脑来不及记录。这些清醒的时刻能让我们观察四周确保处于安全的环境（这是人类还在洞穴生活时睡眠的后遗症）并且改变姿势①。再加上

①　根据床垫质量，一夜都用同一个姿势睡觉可能会不同程度地损伤肌肉和神经。

我们睡觉的方式各不相同。这些区别是遗传的,并且很早就显现出来了:有的人早睡早起,有的人晚睡晚起,有不贪睡的人,也有嗜睡的人。我们要认识到这些特点,并尝试让孩子的睡眠适应这些特点。

针对托马斯的情况,一开始我们重新制定了睡前仪式:在固定时间吃晚饭,洗个澡,和父母待一会儿,玩游戏,散步等小活动,之后大约晚上 8 点上床。

接着,我们又和父母复习了利于睡眠的良好习惯:

● 托马斯要在自己的床上睡觉。

● 只在他的床上放上雪宝玩偶,这是他睡觉时的小伙伴。

● 给他讲个小故事,篇幅不要太长,最多两三页。

● 每天都用同样的方式说晚安,比如:"晚安托马斯,好好睡吧,做个好梦!"

● 不要待在他旁边等着他睡着。

● 如果他叫爸爸妈妈了,等一会儿再赶过去。

● 晚上不要给他吃东西,不要用奶瓶来缓解睡眠压力。

我们还要求他们避免托马斯在幼儿园睡得太多,应该告诉幼儿园老师托马斯的午睡最多 1 个小时。最好把能让托马斯感到在自家卧室里的东西带到幼儿园,比如图画、雪宝。

每个步骤我们都向托马斯解释了——从今晚开始他的父母会做什么。

之后这对父母果然向我们提了那个无法回避的问题:"他要是不睡我们该怎么办? 他晚上醒了怎么办? 哭了怎么办?"

"你们住在公寓里吗?"我们问他们。他们的表情透露出对这个问题的惊愕,因为这似乎跟他们儿子的睡眠毫无关系。

"对，我们家住在市中心的一栋公寓大楼里。"

"那么先通知邻居，接下来几天将会有不得安宁的夜晚了。"

我们向他们介绍了理查德·法伯（Richard Ferber）提出的康复计划。他是儿童睡眠专家，哈佛大学神经学教授，波士顿儿童医院儿童睡眠障碍中心的负责人。他矫正儿童睡眠的技巧拯救了很多家庭，受到大众欢迎，被称为"法伯睡眠法"。显然，他的方法适用于某些类型的失眠，主要针对低龄儿童，但不适用于其他失眠问题，如噩梦、夜惊①等。

这是什么技巧呢？治疗方法最主要依靠的是这样一个事实，一个不好好睡觉的孩子，特别是要在父母的陪伴下才睡觉的孩子，会用哭泣来强调他们的存在感，或者只有夜里醒来几次才能睡着。显然，不能让孩子一直哭。这太残忍了，还会让孩子产生被抛弃的感觉，可能会加剧他上床时的焦虑。而相反的，孩子一哭就赶到他的床边也不是一个好主意，因为孩子没有学会自己解决问题，会一直需要家长的帮助才能睡着。

法伯主张循序渐进戒断父母的在场。他制定了一个规则，父母介入的时间间隔逐渐变长。孩子一躺在床上，我们就先对他说道晚安的句子（每天都相同），关上灯让他自己睡觉。如果孩子哭了，我们等一会儿再去安抚孩子，"爸爸妈妈在呢，别害怕，但是你现在该睡觉了哦"，再重复一遍道晚安的句子就离开。如果孩子还是哭，等几分钟再进行同样的操作。每次必须介入时，我们都稍微延长一下等待

---

①　夜惊症又名睡惊症，是指突然从深睡中发生的觉醒，并伴因强烈恐惧产生的尖叫、异常行为和交感神经功能亢进症状。

的时间。直到孩子能够自己睡着。如果孩子夜间醒来也采用一样的做法。孩子安心了,他知道父母一定会来的,但不是马上。

我们为你们提供法伯教授在他的著作《法伯睡眠宝典》(*Solve Your Child's Sleep Problems*)中提出的表格,见表 4。

表 4　如果托马斯继续哭,家长介入前等待的时间(单位/分钟)

天数	第一次介入	第二次介入	第三次介入	下一次介入
1	3'	5'	10'	10'
2	5'	10'	12'	12'
3	10'	12'	15'	15'
4	12'	15'	17'	17'
5	15'	17'	20'	20'
6	17'	20'	25'	25'
7	20'	25'	30'	30'

我们强调,两位家长必须遵守相同的指示。不要让孩子感觉其中一位家长对治疗方式不够信服,可以做出让步。秘诀就是对于此法成功的坚信不疑。

4 天后,我们一大早就接到了一个电话,是托马斯的父母打来的。我们担心是不是最坏的事发生了,他们崩溃了,或者法伯睡眠法不管用了。果真如此的话,这将会是头一回得到这样的统计数据。

他们是打来向我们道谢的。托马斯安睡了一整夜!这是他出生 3 年以来头一次。他的父母都没想到成功来得这么快。不得不说最开始的 3 个晚上很痛苦。他们听取了我们的建议提前通知了邻居们。大家都表示理解:他们中的很多人也经历过相同的状况。接着这对父母就实践了我们的办法。1 分钟也不让步。他们说，他俩就像《警界双雄》①里的两位警探一样团队合作，密切配合。他们跟托马斯说了很多，向他解释每个阶段这么做的原因。这是为了托马斯好，让他学会好好睡觉，就像他已经学会好好吃饭一样。幼儿园老师也很好地执行了任务。他们不让托马斯在不习惯的时间睡觉或者午睡太长时间。打来电话几周后，他们告诉我们托马斯一直睡得很好，不需要父母陪着了。上床不再是焦虑和不安的开始，而是一天中最美好的时刻之一，父母围绕在托马斯的床边，为他读一个小故事，向他诉说他们的爱，温柔地祝他有一个伴随着好梦的美妙夜晚。

---

① 《警界双雄》(*Starsky et Hutch*)由托德·菲利普斯执导的喜剧、动作、犯罪电影，便衣警察斯塔斯基和哈金森是一对侦探搭档。

呼吸暂停

他们每晚潜入水下 60 米 200 次

C 先生,56 岁,身高 178 厘米,体重 110 千克;B 女士,69 岁,身高 146 厘米,体重 40 千克,每天夜里他们都像优秀运动员一样"锻炼",自己却毫不知情。

C 先生之前是管理人员,现在失业了,在一次车祸中他撞上了路边的一棵树,为了取回驾照他来向我们咨询。因为车祸是在路右侧发生的,现场没有刹车痕迹和其他涉案车辆,警方怀疑他疲劳驾驶。车辆管理局要求他在睡眠中心进行药检。C 先生不觉得平时有疲劳迹象,但他承认自从体重上涨,长距离驾驶时他偶尔需要中途停下打个盹。他还指出他的注意力不如从前了,这影响了他的工作状态。

他自己感觉晚上睡得很好，几乎不会醒，但他的妻子却说他睡觉会打鼾，这影响了她的睡眠，尤其是丈夫在短暂停顿后突然恢复呼吸时。药店给他开了鼻孔扩张器，但并不管用。他还在杂志上看到治疗打鼾的神奇喷雾，他也订购并使用了，但据妻子说打鼾的情况不仅没有得到一点改善，他还因此患上了鼻炎，妻子只好跟他分房睡。因为害怕闲言碎语，他们并没有把这事告诉朋友们，不过在远离丈夫电锯般的打鼾声后妻子终于能睡个好觉了。

　　B女士是一位亚裔。几年前，她饱受失眠的困扰，每天晚上要醒好几次，之后就很难入睡。然而白天无聊的时候她就想睡觉，有时候，她在打桥牌时也会昏昏欲睡！像所有淑女一样，她没有主动提及打鼾的事，但是当我们问到的时候，她承认两年前她的丈夫就因为受不了她频繁打鼾而跟她分房睡了。对女性来说很难承认自己打鼾，因为打鼾不太女性化，总被认为是男性身上典型的不良习惯。同时医生也很少向女性提这种问题，特别是面对一位非常瘦弱还患有失眠症的女士。但打鼾这一点给了我们提示，使我们能够由此入手改善B女士的生活。

这是怎么回事？

　　虽然外貌特征非常不同，这两位病人都受到同一种疾病的困扰：睡眠呼吸暂停综合征。

　　睡眠呼吸暂停是由睡眠时咽喉反复阻塞引起的。气道阻塞会阻碍呼吸，最终导致血液含氧量下降，二氧化碳含量上升（因为呼吸的作用就是吸入氧气并排出体内的二氧化碳）。几秒后，体内感知氧气及二氧化碳的化学感受器感知到二氧化碳含量异常,向大脑发出警告。大脑最直接的反应就是增加对呼吸肌的刺激,提高呼吸力度,而这会使问题更加严重,因为这些肌肉被激活后会对气道产生负面压力,从而通过收缩效应加剧气道闭合。这就有点像试着用一根管壁快要互相黏合的软管吸气:越用力吸气,软管越闭合并阻挡空气进入。最终,大脑发现不管怎么努力情况都在恶化,就只有醒来分析情况,这当然会影响到休息。当这种现象一晚出现多次时,就像极权统治下摧垮囚犯意志的酷刑般令人疲惫不堪。

这种阻塞是怎么产生的呢?我们的气道大部分是硬的。鼻的骨性结构和气管的软骨环可以防止气道塌陷。薄弱环节是咽部,更准确地来说是鼻后部和颈部入口之间的区域,这个部分没有任何硬结构的支撑,它的张开完全依靠上气道扩张肌群的运动。这些肌肉可以激活(一切正常)或放松导致咽部的闭合。你可能要问我们了:"为什么患肥胖症的人更容易患呼吸暂停呢?他们喉部的肌肉难道因为超重就变弱了?"完全正确,肥胖者的肌肉可能要比瘦弱的人经受更多的"锻炼",因为他们要努力对抗颈部脂肪堆积对气道产生的压力,这种压力可能会导致咽部闭合。这确实可行!就算是那些脖子几乎跟头一样粗的、极度肥胖的人也是通过咽喉来吸气并把气体送入肺部的。虽然可行,但这仅仅是在醒着的时候。当我们睡着时,身体所有的肌肉都是放松的,包括保持气道敞开的肌肉,它们的作用十分重要。如果在一个肥胖症患者体内的这些肌肉在睡着时放松了,咽喉阻塞几乎是不可避免的。患者必须醒来重新启动咽喉扩张肌从而再次呼吸,但当他再次入睡时又会出现同样的现象。反常的是,患者经常感觉不到夜间反复醒来,就像 C 先生一样,觉得睡得很好,一夜都没醒。(见图 4)

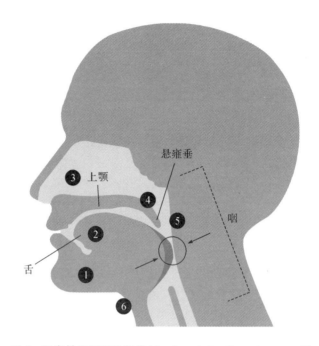

图 4   阻塞性睡眠呼吸暂停（Apnées obstructives du sommeil）

©瑞士医药卫生集团

当上呼吸道（咽）阻塞时会产生阻塞性睡眠呼吸暂停。

产生上呼吸道阻塞的原因：

1.下颌后倾

2.舌体积增大

3.鼻腔阻塞

4.上颚（悬雍垂）过长

5.扁桃体肥大

6.颈部脂肪堆积

这些都解释了超重的 C 先生呼吸暂停的原因。但为什么非常瘦弱的 B 女士也会患上睡眠呼吸暂停呢？当然不能在颈部脂肪堆积这一层面寻找答案，因为她显然没有这一问题。她的问题出在面部的骨结构上。可能是因为她的颌骨位置过于靠后（会把舌头推向后方）或者舌体过于肥大阻塞咽部。这种解剖结构上的劣势在醒着的时候可以通过咽部肌肉的活动来弥补，但是一旦这些肌肉休息，舌头就会阻塞咽喉，阻碍呼吸，引发问题。饱受睡眠呼吸障碍折磨的患者中约 1/3 并不肥胖，这对他们的诊断带来了额外的困难，而且很多医生甚至是患者自己都觉得只有中老年男人才会得这种病。

令人震惊的是，这种疾病不仅存在于人身上，还存在于动物身上。那么我们可以思考一下为什么大自然给了我们这么脆弱的咽喉？既然睡眠对于学习和思考如此重要，现代人在这种情况下是如何成长的？

我们可以猜测目前睡眠呼吸暂停的发病率比史前更高，因为在文明高度发达的现代，肥胖率显著上升。我们还认为在进化中人得益于灵活而柔韧的咽喉，可以发出各种各样的声音，发展了语言甚至还能唱歌。虽然本书的作者没有一个有最后这项才能，但它帮助了胡利奥·伊格莱西亚斯（Julio Iglesias）①这样的歌唱家们收获全世界女性的芳心，这说明我们喉咙的这种灵活性还有利于我们种族的繁衍。动物的咽喉更加硬直，没有睡眠呼吸暂停的困扰，但是也唱不

---

① 胡利奥·伊格莱西亚斯（1943—至今），西班牙歌唱家，曾获吉尼斯世界纪录唱片销量最高纪录。

出普契尼或威尔第歌剧的曲调!

总而言之,我们咽喉至关重要的灵活性也使得我们在呼吸暂停面前更加脆弱,特别是在肥胖、颌骨不正或软组织肥大等解剖学因素扰乱它的平衡时。喉咙的肌肉可以弥补这种不利,但是一旦睡眠过程中肌肉放松,喉咙就会反复阻塞导致人们在夜间醒来以重新打开气道。

鉴于我们的社会中肥胖如此普遍,睡眠呼吸暂停是否就会频频发生? 对于饱受睡眠呼吸暂停困扰的患者有什么建议呢?

实际上,借助 HypnoLaus 研究,我们可以比较准确地推断出普通人群中睡眠呼吸暂停的患病率,这项研究在洛桑随机选取了超过2000 名参与者,他们同意在家中进行睡眠分析。借助我们目前掌握的能准确记录呼吸的技术,我们得出在 40 岁及以上的人群中,大约49% 的男性和 23% 的女性睡眠时每小时会出现 15 次以上的呼吸暂停,这比之前推测的数据高很多。男性呼吸暂停的次数比女性多两倍,但是更年期后女性会逐渐赶上男性。有两个可能的原因:首先随着年纪越来越大,我们身体组织的弹性会逐渐降低,但咽喉仍然能保持灵活性。除此之外,更年期前,女性的脂肪主要集中在下半身,患呼吸暂停的风险更小,更年期妇女与男性状况相似,躯干和颈部的脂肪增加,从而对气道产生影响。

儿童也可能患睡眠呼吸暂停,特别是 4~6 岁,这是扁桃体突出的时候。跟成人不同,扁桃体肥大或腺样体增生是儿童患病最常见的原因。不幸的是,儿童肥胖率也有上升趋势,肥胖也成了这一年龄段比较普遍的患病原因之一。

睡眠呼吸暂停有什么后果？需要治疗吗？

睡眠呼吸暂停会造成双重后果：一方面是由于夜间缺氧窒息，人从睡眠中清醒，从而引发的二次睡眠碎片化。另一方面是呼吸反复暂停导致的压力。呼吸暂停导致的睡眠碎片化会阻碍患者进入深睡期（见图5），使他们的睡眠难以起到恢复精力的作用。低质量的睡眠

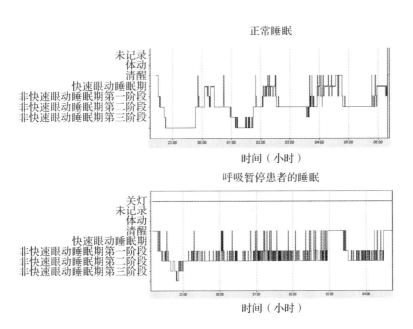

图5 睡眠呼吸暂停对睡眠质量的影响

第一张睡眠图（上方）展现的是包含4个睡眠生理周期的正常睡眠。

第二张睡眠图（下方）呈现的是一位55岁患有严重呼吸暂停的男性的睡眠。

睡眠周期性结构消失，深度睡眠（第三阶段）大幅减少，快速眼动睡眠消失。

还会引起白天嗜睡，在无聊的情况下会突然睡着。他们在工作和驾驶时也会受嗜睡的困扰，因此有效治疗呼吸暂停是很重要的。专职司机的风险尤其高，因为必须要连续驾驶数小时，还经常是在高速公路上，由于必须遵守时间，他们无法在途中停下来打个盹。在《新英格兰医学期刊》（*New England Journal of Medicine*）上发表的一项西班牙研究表明患有睡眠呼吸暂停的人车祸风险是对照组无此疾病的人的 6.3 倍。所以这是个重要的公共健康问题。

反复窒息会引起缺氧和高度紧张，从而造成交感神经系统活跃。这一神经系统不受我们主动控制，在人体紧张时会开始运转。它会在每次呼吸暂停结束时被激活，增加心率和血压。氧气减少和对心脏刺激的变化使高血压的风险提高了 3 倍，卒中风险提高了 2 倍，还可能引起急性心力衰竭。此外呼吸暂停还可能引起抑郁甚至是糖尿病。因此对可能造成这些疾病的中度到重度呼吸暂停进行诊断是很有必要的。

虽然大量的研究已经证明了以上事实，但我们发现一些患有严重呼吸暂停的病人不知为何在白天并不会嗜睡或疲倦。严重的睡眠呼吸暂停综合征会增加患心血管疾病的风险，但是相应治疗仅能略微降低血压。对呼吸暂停的治疗很有可能在一定程度上预防心血管疾病，但尚无证据证实。该领域的研究仍有空白地带。

难道睡眠呼吸暂停不仅仅是年龄增长产生的正常现象，心血管疾病也不仅仅是这种衰老的附带症状吗？

睡眠呼吸暂停的普遍性促使我们重新定义这一疾病。最好的方法就是持续几年跟踪我们接诊的呼吸暂停患者来确定哪些患者可能会发展为呼吸暂停引发的心血管疾病、代谢性疾病或精神疾病。将无法或不愿进行治疗的患者、进行有效治疗的患者和没有呼吸暂停的人进行对比。结果显然为，及时治疗对睡眠呼吸暂停患者和白天嗜睡的人是有帮助的。

他们该怎么办？

首先要做的就是确诊。首诊医生或患者自己先进行临床筛查评分从而获悉他是否有患呼吸暂停的风险。其中最可靠且有效的是阻塞性睡眠呼吸暂停筛查评分，该评分表基于 5 个要素：颈围、身体质量指数（BMI）、是否打鼾、年龄、性别（见附录）。如果得分在 8 分及以上，建议咨询医生，由他决定患者是否要联系专家进行夜间检测。基本上有两种检测方法来诊断睡眠呼吸暂停：第一种是多导睡眠呼吸监测，通过一系列呼吸传感器监测鼻气流、呼吸运动（胸腹带）和血氧（通过夹在指尖上的传感器）。这种检查的优点是可以在家进行。病人在肺科诊室或睡眠中心佩戴好仪器，在家中睡觉，第二天再归还仪器进行分析。第二种检测更加完整，是通过多导睡眠图，除了呼吸仪器还需要通过头部佩戴的传感器、腿部运动来记录睡眠质量，甚至还要进行夜间录像。这些检测要在专业的睡眠中心进行，由一位技术员或护士在技术中心整夜观察病人的情况。估算呼吸暂停的严重程度可以通过计算夜间呼吸暂停的总次数并除以睡觉的总时间，得到的数据即为"呼吸暂停－低通气指数"（AHI）。这一指数高于每小时 10～15 次就说明出现异常，高于 30 时表示严重异常。

睡眠呼吸暂停可以治疗吗？很幸运的是，可以，但是同样的治疗方式并不适用于所有病人。对 C 先生来说，要采取的首要措施就是减肥。尽管很困难，但这种方法可以改善上呼吸道的解剖结构并减少呼吸暂停的次数。而对于身材瘦弱的 B 女士来说，我们则不建议她减肥。第二种方法是避免一切会放松肌肉的物质，比如一些安眠药，特别是酒精。没错，晚上喝一小杯或几杯葡萄酒的建议并不适用于睡眠呼吸暂停的患者，这可能会使呼吸暂停的次数急剧增加。即使是在没有呼吸暂停的人中也能观察到这种现象。健康人群打鼾是咽部扩张肌局部松弛引起气流在通过咽道产生湍流导致的。这种湍流会震动软腭和咽壁，在吸气时产生鼾声。

除了这些保守治疗的方式，大多数患者都需要通过补充治疗来重拾安稳规律的睡眠。例如，有一种小空气压缩机，通过导管连接放在鼻子上的面罩，可以恢复咽部的正常压力并保持其张开，就像咽部中有一个气垫阻止它合上。这种疗法效果很好，全球已经有数十万患者每晚使用这种 CPAP（持续气道正压通气）或 PPC（持续正压通气）机器。但是，要知道戴这种气压面罩并不轻松，而且在最初的几天，为了防止出现病人不敢尝试的情况，医疗或辅助医疗随访是非常必要的。一旦适应期过去，很多病人白天会感觉明显更好，离不开这种仪器了。

使用下颌前移器可以替代 CPAP/PPC 治疗的方法。这是一种口腔矫正器，由两个连接在一起的固定器构成，能迫使下颌前移。这种治疗方法的有效性已经得到了很好的证明，它可以从力学上打开咽部并防止在睡眠时发生阻塞。该设备的优点是体积小，可自行调整且不需要电插座。但是一些患者会抱怨出现下颌关节疼痛，对牙齿的牵引不适和唾液分泌过多等症状。

有些患者只在背朝下睡时才会呼吸暂停，用别的姿势睡觉时就可以正常呼吸。这类患者约占呼吸暂停患者的 1/4～1/3,可以通过一种类似"睡衣背后的网球"的装置进行治疗,这种装置可以避免用背朝下的姿势睡觉。这种现代的"刑具"会做成小背心的形状,背上固定了塑料的硬点,如果我们试着背朝下睡觉就会很不舒服。这种疼痛实际上刺激了肩胛骨,从而快速改变睡姿。有些研究已经证明了位置疗法的良好疗效,只要患者每晚都穿上"酷刑"背心。

一家荷兰的公司开发了一种小型电子设备,只需放置在胸前,用一根胸带固定。在佩戴者背朝下睡时,仪器会震动来提醒他换姿势。这种仪器还能向医生和病人提供背朝下睡的时间。在挑选的受试对象中,这种新型位置疗法似乎更容易接受也更有效。

还有更具试验性的方法,现在可以在胸前的皮肤上植入电针机(起搏器的一种),通过皮下的"电线"刺激脖子上的舌下神经,从而刺激咽部扩张肌的主要肌群。这种疗法在晚上通过遥控器使佩戴者在每次呼吸时伸舌头。伸舌头似乎不太雅观,但可以在每次呼吸时打开上呼吸道,防止睡眠呼吸暂停。但是,千万别把能在早上关闭设备的遥控器弄丢了,否则在工作时就得对着所有同事伸舌头了!

实际上 CPAP/PPC 是最常用的疗法,也是多亏了这类设备,C 先生和 B 女士才能重新找回安稳的、可以养精蓄锐的睡眠。

嗜　睡

虽然没喝酒，醒来时也醉醺醺的

我们见到 L·D 先生时，他 21 岁。刚从信息学专业毕业，做物流运营工作，一直住在父母家。就像第一次来问诊时他对我们说的那样，他只做两件事：工作和睡觉。他似乎"一直以来"都睡得很多，小时候父母就说他是个大懒虫，但是两三年前情况开始变得无法控制。通常，在工作日他 23 点躺下，很快就能入睡，第二天早上 7 点 15 分必须起来上班。但起床真是一种折磨。他什么方法都试过了，放了 3 个闹钟，一个比一个响。但是他总是能不假思索地把它们全都关上了，要不就让闹钟一直响到他的父母或伴侣来把他叫醒。起床时，他感觉很不好：说话困难，意识模糊，变得易怒甚至难以维持平衡。"好像我整夜都在喝酒一样",他对我们说。他需要冲个澡,再喝两杯咖啡才能醒过来,之后还要经过一两个小时他才能完全清醒进入工作状态。白天他有时也会想睡觉,特别是必须在电脑前坐很久的时候。这是一个恼人的问题,特别是对一个程序员来说。他不敢开车上班,而是坐火车去。但是他已经好几次坐过站了,因为他总是在途中睡着。久而久之,车厢里的常客和瑞士铁路公司的检票员之间形成了一种默契:每次快到 L·D 先生的目的地时都有人把他叫醒。但是显然他的工作前途堪忧。他的家庭和社交生活也是如此,因为在周末或假期,他没有了时间的约束,至少能睡 12 个小时,但更经常的是睡 16~17 小时!"这还是因为有人把我叫醒了!"尽管如此,由于疲惫和嗜睡,开启新的一天十分困难。他避免午休,因为一睡就是很久,要四五个小时,而且也不能让他恢复精力:"午睡之后我反而更困了!"

在向我们求助前,他的医生已经为他验血,结果一切正常。而且 L·D 先生从未生病,除了一天 24 小时都想睡觉没别的诉求。

这是怎么回事?

我们在中心安排了测试,进行了随意类型的睡眠记录。就是说,患者晚上来到实验室,戴上传感器记录睡眠和其他与睡眠有关的参数,比如呼吸和腿部运动,但是第二天早上我们并不叫醒他而是让他继续睡,来确定他的睡眠机器是不是产生了过多的睡眠。检测前几天,患者佩戴了腕动仪,这是一种戴在手腕上的小型仪器,可以确认他并没有睡眠不足,确保他在实验室度过的夜晚并不用额外补充睡眠。L·D先生在20点准时到达，22点30分他佩戴好传感器准备入睡，我们的夜间技术人员向他道了晚安，关上灯和房间的门，开始记录。日班员工来的时候L·D先生还在熟睡中。我们不得不在16点左右叫醒他，因为我们要为下一个病人准备房间了。L·D先生一共经历了1025分钟的持续深度睡眠。没有呼吸暂停和异常运动。在实验室里，人们常会被电缆和传感器影响，睡的也不是自己的床，而在这种情况下他的睡眠很正常，甚至太正常了。L·D先生还能接着睡。毫无疑问，他得了特发性过度睡眠。

特发性过度睡眠是一种很罕见的疾病，它会对生活质量产生可怕的影响。主要症状有，睡眠总时间延长，"醒来还是想睡"（常伴有意识模糊和无法对外部刺激做出反应），白天嗜睡，午睡时间长且不能恢复精力。患者好像丧失了对睡眠的满足感，无法走出睡眠。难以醒来是这种疾病最显著的症状，也是最难治疗的症状，因为我们有很多种让人入睡的药物，有少数能让人保持清醒的药物，却没有使人"由睡眠转为清醒"的诊疗手段。

我们不了解产生特发性过度睡眠的原因和机制，而且在医学上一种疾病被定义为特发性时，就说明我们对它的病理生理学特性还不清楚。但是这是一种实际存在的疾病，具有神经学起源，表现为觉醒/睡眠功能障碍并且乏力。问题在于我们还没有找到病因。这还是一种慢性病。然而目前尚无病情长期发展的数据资料，但已经有逐渐好转的案例报道。这些患者常被误认为懒惰，成为社会误解的受害者，也常因为自己的病情难以被理解而被政府部门和保险公司误会。

该怎么办？

我们让他服用了一种精神刺激药物，可以激活唤醒系统来代偿强大的睡眠系统，在两者间重新建立平衡。幸好，患者行动积极，一醒来就服药，他感觉早上更容易进入状态，白天不管是乘车还是工作都不会睡着了。但是，早上起床对他来说还是很艰难。虽然晚上使用褪黑素治疗，白天一醒来就使用光疗，他还是需要他人的帮助才能起床……我们支持他争取调整工作时间，让周围的人意识到他的疾病，这对他来说十分重要。

三明治的第一口往往是"致命的"

J·J女士27岁，她对自己的生活心满意足，所以她不能理解3年来在她身上发生的事。

一切都从她结婚之后开始。她确实度过了一段焦头烂额的日子，准备婚礼压力重重，有时忙得几乎通宵：婚纱、喜宴、给远道而来的亲属安排住宿。为了在婚礼后好好享受长长的蜜月，她一刻不停地工作。一切都进展得很顺利，连天气预报都十分给力。6月的一个星期天，艳阳高照，在自家的院子里，在近百位宾客的见证下，他们说了"我愿意"。第二天，这对新人就登上了直飞北京的航班，准备用3周的时间环游中国。跟往常一样，她在飞机上睡不好，但是睡眠问题一直持续了整个旅程。晚上她很快就睡着了，但经常在夜里醒来，白天又控制不住地瞌睡。她随时随地都能睡着：在往返于景点之间的公交车上，在餐厅里，刚吃完饭，有时手上还拿着面包。"我从来没有过类似的体验。我无法克服嗜睡，我被它击垮了。"一开始，她以为这些症状只是准备婚礼和倒时差带来的疲惫。

"在旅行期间有发生什么特别的事吗？比如生病或者被传染？"

"没有，恰恰相反。本来我有点害怕旅程太长，饮食不习惯。但一切顺利，除了睡觉。我还重了 5 公斤！麻烦的是之后还得减回去！"

回国后，睡眠问题还一直持续着。她夜间的睡眠断断续续。"我晚上常常睡不好，所以白天一直昏昏欲睡，我在哪儿都能睡着。我真想晚上睡觉白天保持清醒啊！"她对我们说。但是，确切地说，她向我们描述的内容有一点奇怪。在紧张的时期睡不着很正常。每个人身上都会发生：要考试，要准备会议，要写完一本书……总有几个我们睡不好的晚上。有时候还会演化成慢性病，就像前几章里看到的那样。我们对上床产生焦虑，害怕睡不着觉……正是这种对失眠的恐惧导致了失眠，由此产生了过度觉醒状态，表现为夜晚难以入睡。但是这种过度觉醒状态并不会让人在白天睡觉，令人吃惊的是，在这位女士身上并不是这样，因为她无论何时何地都能睡着！

我们向她详细了解了她的睡眠习惯和其他症状。

"我基本上在 22～23 点之间上床。立刻就能入睡，有时候头还没沾枕头就睡着了。但是两三个小时后我就醒了。"

"是什么把您弄醒了？"

"有时候我也不清楚，总之在午夜我就完全清醒了，可以起床开始新的一天。但有时候是因为做梦。"

"您经常做梦吗?"

"太经常了!我一睡着就开始了。有时候只是打个盹也会做梦。我梦到很多人和荒诞的情节。但同时这些梦又很真实,有时让我分不清是梦还是现实。"

事情变得越来越离奇。如果她睡觉时做梦,做的梦都很长还有情节,这说明她很快就进入了快速眼动睡眠即异相睡眠阶段,通常这个阶段在浅睡眠和深度睡眠之后,处于一个睡眠周期的末尾。这怎么可能发生呢?

"白天呢,您感觉怎么样?"

"就像我跟您说的一样,我经常在半夜就醒了,而且精神饱满。当六点半闹钟响的时候也一样,我轻轻松松就能开启早晨的生活。但相反,白天我一休息就困得直点头。正和朋友说着话或一起吃饭的时候我就睡着了。您大概不相信,但是有一次我走着走着竟然睡着了!睡意比我更强大,我无法抗拒,它一波一波地袭来。有时候我感觉良好,有时我又抵抗不了睡眠,我的意志在它面前不堪一击。然而令人吃惊的是我只要睡五六分钟就能恢复清醒。稍微打个盹我就又能精神几个小时。工作的时候我经常把自己关在厕所里睡觉……"

嗜睡当然对她每天的生活都有很大的影响,不仅是工作,还有家庭和社交。她得提前知道坐车的时间,好在那之前睡一会儿。她再也不去电影院和剧院了,因为她总是在那里睡着。

我们又问她:"您睡着时还发生了什么别的事吗?"

"比如呢?"

"在入睡或醒来的时候您有没有所谓的幻觉?"

"您是指什么？"

"在您睡着的时候有没有听到什么不存在的东西？"

她向我们投来惊愕的一瞥。

"我从来不敢跟任何人说这件事，只有我丈夫知道。但在我要睡着时经常看到房间里有东西……看起来是个人，很慢地向床边走来，直到离我的脸只有一点距离。太可怕了！特别是当我想哭喊时我已经完全瘫住了！有时我觉得卧室里有什么。我不知道怎么跟您描述，但是我感觉有什么人。我把灯都打开让我丈夫去找找。显然，一个人都没有。有时我听到有人敲门，我得起来看看……"

"您经常有这种全身麻痹的情况吗？"

"对，主要是在我打盹醒来的时候，我很清醒，但我没法移动任何一块肌肉。大概持续几秒钟的时间，但我感觉像过了好几个小时，太令人心焦了。同时我还觉得呼吸困难，好像有谁压着我的胸口。我把精力都转移到脚趾上，当我终于能稍稍移动一下脚趾，这一切就结束了，我解放了。或者如果有人碰我一下，我就能很快从这种状态中走出来。"

我们对 J·J 女士还有一个问题。这个问题看上去有些跑题，但非常关键，因为这个问题的答案可以让我们对她的病症做出诊断。

"当您感到惊讶、感动或者开怀大笑时您会觉得肌肉有什么异样吗？"

"您这个问题问得有意思。很奇怪，但是我开心的时候会产生一种虚弱感，觉得肌肉使不上劲。"

"您能为我们举例说明一下这种情况吗？"

"比如我讲笑话的时候，通常在笑话结束的时候会产生这种感觉,听众受到了感染,你知道一会儿就要爆发出笑声……但是我下巴僵硬,没法说话,两腿发软,必须靠在什么东西上或者坐下来,要不我就会摔倒。在吃东西时也会有这种情况。比如当我很饿的时候就会吃三明治,但我吃三明治的第一口往往很困难。我并不会摔倒,但很难咬下第一口,通常我得用手把面包从嘴上撕下来,因为我的嘴无法合上,也没法张得更大。"

我们认为已经能够确诊 J·J 女士的病了,但是我们还想通过记录她在实验室的睡眠来证实我们的判断。她还进行了多次睡眠潜伏期测试,还记得吗,我们要求患者在进行多导睡眠图测试后,白天每 2 小时小睡一下来"测定"睡意并确定白天的睡眠结构。

睡眠监测能够很好地反映 J·J 女士在家中夜间的睡眠。技术员把她房间的灯关上开始记录时她就睡着了。但是她的睡眠十分碎片化。她夜间醒了好几次,特别是凌晨 2～3 点清醒了很长时间。这让我们得以排除其他一些睡眠疾病,比如呼吸暂停。在白天的测试中,她 4 次小睡都睡着了,每次睡不到 3 分钟。最让人吃惊的是,每次她都直接进入异相睡眠阶段。

这是怎么回事?

她典型的病史和测试的结果都证实了我们的临床怀疑:J·J 女士患了发作性嗜睡病,并伴有猝倒发作。

1880 年,出生在波尔多附近的法国外科医生兼神经病学家让-巴蒂斯特·爱德华·杰里诺(Jean-Baptiste Édouard Gélineau)首次对这种疾病进行完整描述。他第一次使用了发作性嗜睡病一词(字面上的意思是睡眠发作）来描述这种以白天嗜睡和猝倒发作为症状的病症。但直到 2000 年我们才知道这种病是由于患者脑中缺少了 7 万个神经元造成的。人脑中神经元的总量约 860 亿～1000 亿个，所以 7 万个其实微不足道。但这些神经元对我们的睡眠至关重要，因为它们可以产生下丘脑分泌素。是否还记得，这种物质可以维持警觉状态：当睡眠机器开启时它让我们保持睡着，在觉醒的机制启动后它就会停止工作。缺少下丘脑分泌素会导致突然从一个状态过渡到另一个状态，就像是切换两个系统的开关坏了。下丘脑分泌素也被称为进食素，因为 1998 年它被两个团队同时发现：一个研究警觉状态，另一个研究饮食。因为下丘脑分泌素或者说进食素对能量代谢也有作用。因此这种病最开始常常表现为体重莫名上涨。

这种疾病主要表现为两个症状：

第一个是白天嗜睡。白天嗜睡是最令病人无力的症状，也是病人就诊的主要原因。它表现为连续多日出现难以控制的嗜睡，这种嗜睡难以抑制，不受控制，不可抗拒。发作性嗜睡病患者的嗜睡程度差不多相当于一个 3 天没睡的健康人对睡眠的需要！而且患者 1 天内会感受到好几次这种无法抗拒的对睡眠的渴求。不过患者是可以从这种睡眠中恢复过来的，通常睡几分钟后他们就能重新恢复精神，直到下一次眼皮发沉。发作性睡病患者有点像是过着一天只有几个小时的生活（次昼夜节律），对睡眠的需要每 3～4 个小时就积累起来，他们必须"排解"（只需小睡一下就行）。夜里也有一样的现象。发作性睡病患者晚上很容易睡着，但是睡眠的第一阶段之后他们就不再疲惫，而是精神抖擞地醒来，但只醒几个小时！

另一个主要症状表现为猝倒发作。这是一种由情绪反应，特别是积极情绪(大笑、惊讶、快乐)引起的肌无力,一般只持续几秒钟,有时几分钟,极少数状况下能持续数个小时。这种肌肉张力突然消失,可能会影响到身体的一部分(脖子、颌部、四肢)或导致身体突然完全放松而引起摔倒。患者在经历这一系列症状时是有意识的,因为猝倒发作时他们是完全清醒的。这是这种病的特定症状:没有任何一种别的疾病会伴随猝倒发作。正因如此,在 J•J 女士描述这种症状时,我们才能做出诊断。

这两个主要症状通常还伴有其他附带症状,常见的有入睡幻觉或醒前幻觉。这些幻觉可能是视觉的、听觉的、本体感觉的,十分真实,让患者以为那就是现实。睡眠瘫痪发生在将睡或将醒的过渡状态,但患者感觉是清醒的,发作时患者突然不能移动。这种瘫痪可以持续几秒,偶尔能持续几分钟。这两个症状有时伴随发生,这十分让人讨厌。想象一下您一醒来就看到有个陌生人在卧室里,但是您全身瘫痪,不能动也不能喊……这些经历恐怖又非常惊悚。但是患者害怕跟周围的人提起这件事。有时患者甚至会向驱魔师或巫医求助。

发作性嗜睡病患者夜间睡眠紊乱,经常醒来,伴有异态睡眠(表现为梦话)或异相睡眠障碍。

为了确诊,我们需要进行睡眠记录,尤其是多次睡眠潜伏期测试。通常,在试验中发作性睡病患者会睡约 8 分钟不到,直接进入异相睡眠。实际上这种疾病的很多症状都表现为异相睡眠突然中断,该睡眠阶段有剧烈的梦中活动并伴有肌肉瘫痪来避免让梦成真。这些症状与矛盾性失眠相符。患者可以同时处在清醒和异相睡眠阶段。他们有意识,因此是清醒的,但同时,他们也在做梦,可以"看到"、"听到"梦里正在发生的事，这种异相睡眠还伴随着肌肉瘫痪。本该在异相睡眠时产生肌肉瘫痪的回路在清醒时被激活，由此产生了猝倒发作。

发作性睡病伴猝倒发作的确是一种很罕见的疾病，但患病者绝不是寥寥无几，5000 人中大概就有 1 人患有这种疾病，瑞士患者约 2000 人，法国约 20000 人。这种疾病给患者的工作和生活带来极大不便。尽管如此，由于对这种疾病缺乏认知，通常很晚才能做出诊断。我们对 1000 位来自欧洲不同国家的发作性嗜睡病患者进行了分析，得出症状发生到确诊的平均时间为 14 年以上。在得到诊断和有效治疗之前，整整 14 年每天都要与无法抗拒的睡意斗争。

我们向 J·J 女士展示了检查结果并讨论了诊断情况。她知道自己的症状符合一种已知的疾病而且有治疗方法后舒了一口气。但她还有很多疑问："为什么我会缺少这些神经元呢？"

目前，我们认为这种发作性嗜睡病伴猝倒发作是一种自身免疫疾病。就是说我们的防御系统即免疫系统搞错了对象，向我们自己的细胞发起攻击。它没有摧毁例如 X 病毒这种来自外界的威胁，而是破坏了下丘脑分泌素细胞。此外，2009—2010 年 H1N1 流感爆发以及相应疫苗问世后，发作性嗜睡病的发病率有所增加。有时在压力过大或生活节奏突然改变时这种病也会发作。这种病可能在易感人群中引发免疫异常反应。因为实际上不是所有人发病的风险都相同。所有患者体内的人类白细胞抗原（HLA）系统（有点像我们免疫系统的身份证）都有特定标记，因此这种病也受遗传因素的影响。全球约 20％ 的人体内有这种标记。这种特殊的人类白细胞抗原很关键，但还不足以引发疾病，所以这20％的人并不都是患者。

该怎么办？

"现在知道我得了什么病了，接下来该怎么做呢？"J·J女士问我们。我们向她解释，不幸的是，目前还无法通过替换下丘脑分泌素神经元来攻克这种疾病。但还是有办法来治疗这些症状的。因为即使是很短的小睡都能让发作性嗜睡病患者恢复精神，我们建议有计划地进行预防性的小睡。然而，这种方法并不是每次都可行或者见效。我们还得借助于药物。因为尚且没有一种药物单独使用就能治疗所有的症状，通常我们必须同时将多种药物组合使用。

因为大多数情况下白天嗜睡是最令人不适的症状，我们决定先从"清醒"治疗入手。睡眠药物的窘境之一是有很多助眠的药物但少有让人保持清醒的药。

莫达非尼是其中之一。这是一种比较特殊的药物，因为它通过刺激觉醒系统来达到纯粹的清醒。这种药物是法国的路易·拉菲实验室（les Laboratoires Louis Lafon）发现的，拉菲先生在实验15种化学物质对小鼠行为的影响的过程中，发现其中一种成分会削减小鼠对睡眠的需求从而引发过度活跃。里昂的儒韦教授用这一成分来治疗发作性嗜睡病患者，这是首次在人体上使用这一成分。1992年法国开始销售这种药品。这引起了军队极大的兴趣，士兵们服用这种药物能确保在执行特殊任务时可以长时间保持清醒。

当不能使用莫达非尼或出现不耐受反应时，我们就会使用另一种药物——安非他命的衍生物，哌醋甲酯。你也许知道它在市面上的名字——利他林，这种药物也用于治疗患注意缺陷障碍和多动症的儿童。奇怪的是，这种药可以让多动症患者更加冷静专注，然而对患有发作性嗜睡病（在健康人身上也是如此）的人来说却是强力的兴奋剂。

这些方法并不能治疗这种病的其他症状，我们常需要配合使用其他治疗猝倒发作、幻觉、睡眠瘫痪和夜间睡眠碎片化的药物。某些抗抑郁药物也可以治疗这些症状，因为它们可以减轻异相睡眠的强度，而正如之前所说，清醒时突然进入异相睡眠是发作性嗜睡病的表现之一。

我们还可以使用羟丁酸钠或 γ-羟基丁酸（GHB）。这是一种对猝倒发作很有效的药物，还可以大大改善发作性嗜睡病患者的夜间睡眠质量。他们晚上睡得更好，白天就不会那么疲惫欲睡。但是这种药的服用方式比较严格，因为要分两次服用：上床时一次，2～4 小时后再吃一次。就是说夜里得起来第二次服药。实际上这并不会对患者造成多大影响，因为他们的睡眠十分碎片化，常常会自己醒来。这种药物还因它的其他用法臭名昭著，它还被称为"迷奸水"，因为它易溶于酒精，可以引起催眠状态、去抑制①和健忘。因为这些原因，这种药品的销售和使用受到严格管控，只用于发作性嗜睡病患者。

———————————

① 去抑制：亦称抑制解除，即管理即刻冲动反应的能力减低。

化身博士①

　　2011 年 11 月的一天,我们的同事兼朋友安德里亚·罗塞蒂
(Andrea Rossetti)医生打电话跟我们讲述一位病人的情况。病人前
一晚在瑞士洛桑沃州大学医疗中心神经科进行了详尽的检查,他的
症状非常特殊。罗塞蒂在电话中说道:"你们能诊断一下 I·B 先生
的状况,然后告诉我你们的想法吗? 我已经有点头绪了,但是我还想
知道你们怎么看。"

　　I·B 先生很年轻,只有 18 岁,精力旺盛,是法律专业的学生。和
父亲一样,他爱好运动,父子俩每年都要一起跑一次马拉松。他们已
经参加了柏林、罗马当然还有洛桑的马拉松,儿子的成绩已经超过了
父亲。

　　他因为嗜睡住院。住院的几天里他一直十分疲惫,并且对睡眠
的需求增加,每天能睡上 20 个小时。他的父母说,当他醒来时就认
不出他们了:他非常冷漠,唯一感兴趣的就是吃。他狼吞虎咽各种甜
食,平时他对这类食物是没什么兴趣的,吃完就继续睡觉。"仿佛是
两个人。"他的父母对我们说。

---

　　① 《化身博士》(*L'étrange cas du Docteur Jekyll et de Mister Hyde*)是英
国作家罗伯特·路易斯·史蒂文森(Robert Louis Stevenson)(1850～1894)创作
的短篇小说,书中塑造了文学史上首位双重人格形象。主人公在杰基尔博士和
海德先生两种形态间不断转换。

I・B 先生自己的记忆也非常模糊,我们问他的时候,他说感觉身在梦中,恍恍惚惚,外面的世界对他来说似乎是陌生的、不真实的。实际上这可能是他第四次发病了。第一次出现在两年前感染了病毒性流感之后。除了嗜睡、行为大变还有贪食症(不可抗拒地进食大量食物)外,他还出现了幻觉:看到他的卧室里有个人！他住院时进行了全面检查,但没有发现任何异常。10 天内症状自行好转了。医生以为这是脑炎,这种脑部炎症通常由病毒感染引起,可以不留后遗症地痊愈。这之后又相似地发作了两次。病人和家属当然对症状的后续发展十分担心。

神经科的同事为病人做了全面检查来排除其他神经疾病的可能性。病人抽了血,做了腰椎穿刺来化验脑脊液,还做了颅脑核磁共振。一切正常。我们精神科的同事也参与了诊断,因为一些精神疾病也会表现出相似的症状。医生们发现病人有些疲惫,就诊时很难集中注意力,但是他们没有发现丝毫精神病的迹象。I・B 先生状况稳定。他进行了详尽的神经心理学检查,还有一些测试来确定症状发作时可能出现的认知功能情况。我们还记录了他的睡眠,虽然"危机"已然结束,他还是在实验室睡了超过 11 个小时。

这是怎么回事?

我们和神经学的同事一起做了检测分析。最后罗塞蒂医生宣布的结果和我们得到的一样:"我觉得 I・B 先生患了克莱恩－莱文综合征。"

克莱恩－莱文综合征于 19 世纪 20 年代由法兰克福的神经学家

威利·克莱恩（Willi Kleine）医生首次提出，过了不久美国精神病专家马克思·莱文（Max Levin）也发现了这一疾病。一开始，人们认为这种病只影响青春期的男性，而且会自行痊愈。起初，对这种疾病的症状描述是嗜睡反复发作，伴有贪食症和性欲旺盛。在之后的研究当中，尤其是我们巴黎的同事伊莎贝拉·阿努尔夫教授对这一疾病进行了更加详尽的描述。

嗜睡反复发作显然是这种疾病最主要的症状。这些症状通常持续 2 天到 4 周，1 年至少发作 1 次。我们发现经常引起该病发作的一些因素：最常见的是流感，还有其他一些情况，例如情感压力、饮酒、麻醉或头部创伤。该病通常于青春期起病，但也可能略早或略晚，男性的发病率更高但女性也可能患病，患者的男女比例大约是4：1。嗜睡症状一开始通常表现为极度疲劳，对睡眠需求上升，白天起床困难。发病期间患者能睡 18～20 个小时。

发病时还伴有行为异常，饮食紊乱就是典型的症状。通常表现为过度饮食，主要是甜食，但也可能表现为食欲不振、厌食症。前者还可能表现为性欲过剩：病人变得百无禁忌，表现为行为失当，比如动作不雅，向熟人或陌生人求爱。实际上这种症状比我们一开始想的要罕见得多。相反，认知障碍十分常见——麻木、记忆力和注意力问题，最常见的是不真实感，病人觉得自己生活在梦里，好像通过毛玻璃看现实。

一旦发病结束，病人就逐渐回归正常状态。就像身体里有两个截然不同的人。

该怎么办？

借助阿努尔夫教授的研究，近年来我们了解到这并不是一种温和的疾病。在大多数情况下，它的确可以在几年后自动痊愈。但是我们观察到，特别是在反复发作的病人中，这种病可能会留下后遗症，尤其是认知方面的后遗症，例如难以集中注意力。我们观察到的另一个现象是这种病在一些病人身上呈慢性发展，发作没那么频繁，但时间更长，可以持续几个月甚至几年。不容忽视的是发作期间病人无法上学或工作，这对他们来说十分不利。

因此我们倾向于采用使用锂盐的根本疗法。这种疗法周期长，通常要好几年，可能会产生一些副作用，因此需要密切跟进，定期进行血液检查。但是大多数情况下这种疗法可以防止发作，减少发病率，降低病情严重程度。

这种病十分罕见，通常认为一般几百万人中才有一例。但我们的中心里就遇到过好几例，这让我们有些震惊，因为这也说明了实际患病人数可能更多。我们和罗塞蒂医生一起建议一位医学生，乌萨马・哈布拉（Oussama Habra）先生在瑞士法语区就该病发病率进行硕士学位研究。他收集了睡眠调查研究中心（CIRS）的病例，联系了当地所有的睡眠中心和神经科医生来确认我们这个有 2192670 人的地区共有多少例患者。

最终我们确诊了 7 例，估计在每百万人中有 3 例该病患者。比通常报道的要多，但这依旧是一种罕见的疾病。我们不排除还有未能诊断的病例，因为这种病鲜为人知，如果病人发作次数少，发作间隔大且没有表现出很多行为上的症状,诊断就没那么容易。在发病期间都发生了什么呢?我们并不确定。例如,Ⅰ·B先生住院期间,我们对他进行了正电子发射断层扫描,在这种检查中,我们在患者体内注入少量弱放射性物质来判断大脑各区域的活跃程度。我们在避免该病人所有可能症状发作的时段又重复了该检查,并在其他克莱因-莱文综合征患者身上做了检查。我们和瑞士洛桑大学医疗中心核医学科的普莱尔教授一同对比了两次检查的结果,以确定发作时病人的大脑活动有什么不同。我们发现大脑的某些部分活动异常,特别是下丘脑,该区域在调节睡眠/唤醒节律方面扮演着重要角色,也对其他行为有重要作用,例如进食和性欲。奇怪的是,大脑的其他部分更加活跃,似乎是想弥补这种机能障碍。一种猜测是克莱因-莱文综合征是一种自身免疫性炎性性疾病。就像其他同种疾病一样,机体产生并输送防御细胞来抵御外界侵害(例如病毒),但是这些细胞搞错了目标,开始攻击大脑特定区域的细胞。但是这种说法目前只是一种假设,研究者们还在求证。

　　无论如何,在接受锂盐疗法后,我们的病人Ⅰ·B先生已有所好转。但还是发作了一次,症状是极度疲惫,但是比起以前发病时长和频率都降低了。治疗3年后,我们降低了药物剂量,但他又发作了第二次,因此我们不得不重新提高剂量继续治疗。

不宁腿综合征

每晚跑马拉松的女人

U·I女士被折腾得筋疲力尽。她觉得睡醒时比睡前还累。"就像我跑了一场马拉松，医生！"

她刚刚 50 岁，才搬到我们这里不久。之前诊断她的同事要求我们继续跟进诊治，因为患者的睡眠问题由来已久。从 30 年前起她的睡眠就很脆弱，且在 10 多年前由于抑郁发作情况变得严重了。她接受了几次抗抑郁治疗，还服用了安眠药。几年之后失眠加剧，她难以入睡，尽管服用了安眠药，夜间还是会频繁醒来。

她开始觉得腿有种奇怪的感觉："医生，这很难描述，我白天什么也感觉不到，但是晚上当我在电视机前睡着时腿内部就感到刺痛发麻,就好像是腿很紧张一样。上床的时候才是最糟糕的。我的大脑想睡,但腿不让我睡。我必须起来,在房子里绕两圈,按摩也不能让我放松,除了冲凉可以减轻症状。当腿上的感觉平复下去,我才能睡几个小时。"

她太疲惫、太抑郁了。腿上的感受令她难以忍耐,有时候她甚至想从窗口跳下去。而且医生开的安眠药也不能让她睡着。"我问诊那天,我的主治医师,一位神经学家,向我提了几个问题,又进行了检查,之后他告诉我,我得了不宁腿综合征,也叫肌性焦热。他推荐我试试一种疗法,并告诉我不要惊讶这其实是一种治疗帕金森的疗法,虽然我并没有这种病。我有点怀疑:我已经尝试了很多药物了!但我也没什么损失,因为我不可能睡得更差了。然而,奇迹出现了:第一次服药后,腿上的不适感和想要起来活动的欲望就消失了。我又能正常入睡了。太神奇了!第二天我就打电话给他表达感谢。"

一段时间内一切都很顺利,但是这种感觉又回来了。一开始只是偶尔发生。之后 U·I 女士发现身体的其他部分也有这种感觉:就像胳膊里、脸上有小虫,肚子里有电流一样,她不得不加大这种神奇药物的剂量。

她周围的人也发现了她的行为正在改变。所有人都知道她很喜欢手提包,但是她一周买了 3 个爱马仕,这正常吗?几年没踏进赌场的她又开始去赌场玩了。还有一件她难以启齿,但她的丈夫提到的事:她性欲大增。"我无论何时都想要,我想要持久的性快感。我的丈夫都受不了了。"

她告诉神经科医生这些症状时,医生建议她立刻停药。实际上她用的药物已经产生了两种最令人担心的副作用。第一种是"**增**

加"，指的是正在治疗的症状反而加重了，表现为焦躁情绪产生时间更早、更严重，身体其他部分也受到影响。越是提高剂量，症状恶化就越严重。第二种副作用是出现**强迫行为**：强迫性购物、不正常的赌博、性欲过剩。因为这种药物会作用在多巴胺上，这种神经递质就是造成此类行为的元凶。

停药的过程很艰难。随着焦躁感的回归，她又度过了好些个不眠之夜，不得不停止工作。但医生开的新药逐渐开始起作用，最终达到平衡：焦虑依然存在，但是可以忍受了。大多数夜晚她都可以正常入睡了。

但是我们见到她时她表示最大的困难是睡眠无法让她恢复精力。她通常 22 点 30 分到 23 点之间上床，读 10～15 分钟书，之后就可以轻松入睡。平时，她 7 点起床，感觉持续睡了七八个小时。"喝醉一般的睡意"和起身的困难让她很难清醒。在周末或者没有时间限制的情况下她 23 点到 23 点 30 分睡觉。平时她不午睡，虽然不是自愿的，但周末有机会的话她会小睡一下，有时候能睡 2 个小时。此外，她一直都昏昏欲睡，工作开会时、在公交上、在电视机前都可能睡着。她一直在接受不宁腿治疗，患抑郁症后又在接受抗抑郁治疗，因为她一直觉得自己精神脆弱。

这种嗜睡令人衰弱，而找到病因的唯一方法是分析她的睡眠。因此她在我们的实验室过了一晚，之后复诊时我们向她展示了结果。

问诊时我们一般会向患者展示多导睡眠图的细节。对于不熟悉这类检测的人来说，这类信号和分析不那么容易理解，但是这有助于解释我们在做什么以及为什么这么做。而且这也能让患者看到我们观察到了什么。对 U·I 女士来说，确实有必要向她展示检测记录，

否则她不会信任我们。实际上，总体看来，她睡得还不错。躺下后 12
分钟她就睡着了，之后她比较持续地睡了共 433 分钟，约 7 小时。另
一方面我们在她腿上放置的传感器可以让我们检测出 U·I 女士为
什么如此疲惫。无意识、周期性的突然性肌肉抽搐持续了一整晚，整
个过程呈现重复性、规律性。每一次运动都伴有大脑活动和短暂的
清醒。这种清醒太过短暂，大脑还来不及记录，但确实打断了睡眠，
使睡眠碎片化：一晚 960 次之多！每小时 133 次。每睡一分钟就有
两次！我们给 U·I 女士看了她睡觉时是怎么动的，她对着电脑屏幕
目瞪口呆。

实际上不宁腿综合征或肌性焦热很久之前就被发现了。英国医
生和解剖学家托马斯·威利斯（Thomas Willis）于 1685 年就在他的
著作《行医实践》（*Practice of Physick*）中详细描述了这种疾病。但
是他的叙述渐渐被人淡忘了，直到 20 世纪 40 年代，瑞士神经学家卡
尔-阿克塞尔·埃克波姆（Karl-Axel Ekbom）教授又"再次发现"了这
种疾病。因此，这种病也被称为威利斯－埃克波姆症。患者感受极
为不适，主要是腿部，有时也出现在身体其他部分，通常难以描述。
因此患者经常使用比喻，例如"血管中有百事可乐""腿上有牙痛的感
觉""骨头里的抽痛"。在缺铁的人以及某些疾病（例如肾衰竭）患者
身上这种焦热更加常见。孕妇怀孕期间也会出现这种焦热，通常在
分娩后痊愈。这类感觉在夜间出现，只有运动才能缓解，迫使患者夜
里起来活动很长时间，导致睡眠质量下降。患者入睡后，不宁腿持续
运动，因此大部分患者都有典型的动作，这类肌肉抽搐被称为周期性
运动，因为发作间隙很有规律，就像夜晚腿部有个节拍器一直在运
作。病人对这些活动并不是完全有意识，反而是被踢的伴侣注意到

的，但是这类活动会破坏睡眠，导致睡眠质量差，无法恢复精神。总之，不宁腿综合征患者睡得很少，当他们睡着时也睡得不好！醒来时疲惫不堪，好像刚跑了一场马拉松。

意大利博洛尼亚大学的研究者艾利欧·卢加雷西（Elio Lugaresi）教授和他的团队于 1965 年首次记录了不宁腿综合征患者睡眠期间的周期性肢体运动。由此，我们还发现在非不宁腿综合征患者的身上也可能出现这种运动。我们在洛桑的调查显示 1/4 以上的成年人（调查对象在 40～85 岁之间）一小时的睡眠中会出现 15 次以上的周期性动作，这一数据很能说明问题。我们还发现这种运动在男性身上更常见，并且会随着年龄增长而增加，其中有很大的遗传因素，而且抗抑郁药物服用者更易患病。

因此我们在与她的主治医师达成一致的前提下建议 U·I 女士调整抗抑郁治疗（可加重症状）我们采取了治疗焦热和周期性运动的疗法。目前，她睡得更安宁了，醒来时也不再会有跑了马拉松的感觉了。

异态睡眠

"我睡着时杀了岳母"

有些人睡着时进食,有些人睡着时闲逛,有些人睡着时耽于性事,还有些人甚至在睡着时犯罪……

你们知道吗？

帕克斯奇怪案例

1987 年,加拿大的肯尼斯·詹姆斯·帕克斯(Kenneth James Parks)23 岁,已婚,有个 5 个月大的女儿。一天晚上,他在电视机前睡着了。他深陷财务困境,前几夜睡得很少。当天,他和朋友们一起打了橄榄球,喝了啤酒。突然,他在午夜起身,拿上车钥匙,家门还没关就去取了车。开了 23 公里也没有出任何事故,一直开到岳父岳母家(他们关系很融洽)。他上楼进了岳父岳母的卧室,扼住了岳父丹尼斯·伍德(Dannis Wood)的脖子(他后来奇迹般地幸存了下来)。然后他拿起厨房的菜刀在岳母芭芭拉·伍德(Barbara Wood)的心脏处捅了 6 刀,杀了岳母。岳父母的几个小女儿和邻居们都听到了他奇怪的号叫声,之后他离开了。他发现了手上和衣服上的血迹,清晨就到当地警察局自首,告诉警察他可能做了糟糕的事情。除了岳母芭芭拉的脸,他什么都记不起来了。

经过一番激烈的审讯,他一审无罪,1992 年加拿大最高法院最终判决。除了梦游没有任何解释。一些异态睡眠专家研究了他的案例,得到了一样的结果。证明他当时在梦游的证据如下:他没有杀死岳父母的动机;他从小就有梦游症,他家里的 20 位成员都有异态睡眠症状(遗传因素);夜间脑电图显示他深度睡眠时频繁醒来,这是梦游症的典型症状;这些风险因素累加起来使帕克斯先生当天酿成大错:他连续几天缺乏睡眠,苦于经济问题,本来第二天野餐时他要跟岳父岳母说这件事(他们可能会借他钱），他进行了剧烈运动（打橄榄球），睡前喝了酒。他当晚的行为也与梦游有关：大门敞开就离开了家；幸存的岳父表示他眼神空洞，拿着厨房的菜刀砍自己手上的肌腱（失去痛觉），漫无目的地游荡，发出号叫声。最终他没有掩饰自己的罪行，发现手上和衣服上沾满血迹后惊恐地去了警察局自首。

这一审判过后，很多罪犯都试图用梦游来为自己的罪行辩护，但大多数人都失败了，因为我们可以证明他们的行为经过了逻辑思考，他们藏匿或清理凶器，甚至向警方撒谎……这些事梦游患者是做不到的。

这是怎么回事？

以下是在非快速眼动深睡期发生的 3 个异态睡眠的案例。在这类睡眠行为异常中我们发现患者出现意识模糊性觉醒和夜惊（在另一章中我们会详细讨论），以及引言中描述的 3 种情况：**梦游症，睡吃症**（由睡眠引起的饮食问题）**和睡眠性交症**。正如在睡眠结构一章中描述的那样，深睡期主要发生在前 2 个或 3 个睡眠周期后，因此异态睡眠主要与非快速眼动睡眠有关，发生在上半夜。在深睡期，大脑神经元活动更加缓慢且更具同步性，人的身体处于几乎静止的状态，且意识丧失。但是在一些人身上并不是这样。

梦游症："谁在夜里收拾我的衣服？"

"我很害怕，我明显感到有人夜里进了我的公寓！"M女士32岁，独自一人和猫一起住，除了旅行时偶尔碰上朋友打鼾，她一直睡得很好。每晚睡觉前她都用钥匙锁好公寓的门。然而到了早上，她就发现卧室的衣柜空了，她的衣服整整齐齐地排在卧室地板上。她搞不明白，这到底是谁做的？她锁好了门，也关上了对着阳台的落地窗。几周后，她又发现厨房里的玻璃杯都放在餐桌上，冰箱里的东西放在洗碗机里。所有的门都锁好了，到底是谁干的？不可能是她的猫，这可能是她夜里自己弄的，但是她毫无印象！她疯了吗？她决定去看医生。

梦游可能是最广为人知的异态睡眠形式。在深睡期，卧室里有一点轻微的响声或有人轻轻触碰一下梦游症患者，他大脑中的某个部分就会被唤醒，让他移动、起床，做一些有时很复杂的事，通常他们不记得做了什么。我们加拿大魁北克的同事扎德拉（Zadra）和蒙普莱斯（Montplaisir）证明，几乎可以肯定，对可能患梦游症的人来说，睡眠剥夺后的恢复期间（引起深度睡眠增加）进入深度睡眠后，卧室里微小的声音都可能引发梦游。在梦游症患者中，深睡期的唤醒可能会引发不同的无意识行为。通常他们会从床上坐起，睁开眼睛但眼神空洞，之后他们在房间里游荡，但他们也可以开门、下楼甚至跳舞，我们的一位患者还开着车去了单位，最后被保安叫醒……

　　梦游症患者无法进行逻辑推理。如果他们能拿上大门钥匙那准是因为钥匙放在平时放的地方。但他们想不出父母或伴侣可能放钥匙的地方。有趣的是,在梦游期间痛觉和对寒冷的知觉似乎都下降了,因为也有报道说患者在雪地里行走或受伤但毫无意识,也没有醒来。这可能是因为大脑的大部分都处于深度睡眠状态,包括那些整理感官信息并产生相应逻辑行为的部分。

　　在儿童中梦游症十分常见,但蒙普莱斯和斯蒂芬·拉伯格教授的研究显示,与夜惊相反,梦游症的发病高峰不是在童年早期而是在7～12岁。这其中也有很大的遗传因素,因为80%患梦游症的儿童父母至少有一方也患有该疾病。我们洛桑的同事,睡眠遗传学家迈赫迪·塔菲(Mehdi Tafti)甚至发现了一种可能导致这种异态睡眠的基因。

　　梦游症通常在青春期时消失,但之后可能复发,2%～3%的成年人也患这种疾病。在青春期和成年之间的症状缓解期仍然存疑,因为一般当成年人开始和伴侣一起睡觉时他们才意识到自己有梦游症。可能从童年时期他们就一直患有这种疾病,但是在他们一个人睡的时候并没有意识到。

　　儿童通常想不起来为什么他们夜里会起来,起来后做了什么事,但成年人有时会对睡觉时发生的事情有模糊的印象。我们巴黎的同事伊莎贝拉·阿努尔夫教授表示约71%的成年人偶尔能回想起梦游时做的梦。她将梦游症患者的梦和异相睡眠中出现行为异常的人(见《每夜把妻子当作抢劫犯的男人》,第184页)的梦进行对比,发现梦游症患者的梦基本都与不适的情境有关,例如洪水、天花板塌下来、昆虫入侵等。这些情境通常发生在他们的卧室里,让他们想要逃跑自救并救出亲人。另一方面，异相睡眠行为异常患者的梦里，威胁主要来自人或动物，针对他们自身或亲人，发生在卧室之外的地方。通常他们通过拳打脚踢这类物理反应来攻击侵略者，但是被打的常常是正在他们身旁熟睡的无辜的伴侣。我们的一位患者来咨询时脸上有很多疤痕，因为他总是从床上跳起来，跳到衣柜上、窗边或取暖器上。现在他睡觉时用带子把自己固定在床垫上，这样夜间症状发作时就不会跳得太远。

在童年时期没有梦游症的人中，也会出现后期梦游症发作的情况。我们发现一些因素，例如药物或其他睡眠问题可能会引发夜间短暂唤醒，从而导致梦游。安眠药（如唑吡坦）或其他类似药物（如佐匹克隆）通常会引起梦游，停药后症状消失。我们还观察到睡眠呼吸暂停患者夜间更容易醒来，他们通过短暂唤醒或腿部周期性动作来恢复呼吸（见《他们每晚潜入水下 60 米 200 次》，第 135 页和《每晚跑马拉松的女人》，第 164 页）。

睡吃症：“妈妈，把能多益①抹到比萨上偷吃的人不是我”

G 女士 43 岁，是个单亲妈妈，有个 12 岁的女儿。她睡得很好，但女儿让她恼火。几乎每个早上她都要收拾厨房，扔掉巧克力包装纸，清理柜门上的榛子酱。她多次训斥但女儿屡教不改。有一次 G

———————————

①　能多益（Nutella）：意大利厂商费列罗（Ferrero）生产的巧克力榛子酱。

女士甚至在面包上发现了洗洁精。而她的女儿根本不明白,她告诉妈妈自己没有夜里起来吃东西,但妈妈并不相信她。难道女儿患了梦游症?G女士自己童年时就有这种疾病。她的父母告诉她有时她会在夜里游荡,有一次还把卧室的衣柜跟厕所搞混了。也许女儿也遗传了梦游症?几个月后谜底揭晓了,女儿参加了班级为期一周的滑雪营,而G女士又在厨房的桌子上找到了吃剩的巧克力、切了一半的冻鸡块和一片抹了能多益的比萨……

G女士一直指责女儿在夜里吃东西,却没想到一直是她自己在无意识地进食。她患有睡吃症。与夜间进食综合征相反(见《"昨晚我用锤子砸开了冰箱锁"》,第188页),夜间进食综合征的患者是有意识的,吃的是自己选择的食物,而睡吃症患者会无意识地进食,经常吃平时不吃的食物。讨厌吃甜食的人可能会在夜里吃冰淇淋,不喜欢咸口的人则在此期间恰恰相反。我们还发现患者可能会吃不可食用的东西,例如G女士挤在面包上的洗洁精。还有患者吃了冷冻食品、狗粮罐头或奇怪的混合物,例如加了番茄酱的香草冰淇淋。

有些情况可能引人发笑,但很多患者苦不堪言。因为夜间进食加上白天的饮食会让人长胖。大多数情况下,病人已经尽其所能来控制夜间进食了:给冰箱上锁、每次只买一点点食物、把吃的藏起来,但都无济于事,因为这种进食几乎是强制的,他们要么吃一些不同寻常的食物,要么想方设法打破自己设置的障碍获得食物。夜间烹饪引发的风险也不容忽视。有些患者会使用电磁炉、烤箱甚至煤气灶。更不用说把金属放进微波炉里,在意识不清的状态下使用刨丝器和刀具这类十分危险的行为。不过令人惊讶的是,除了跌倒时被玻璃划伤，我们的患者中还没有人发生这类严重事故。

伊莎贝拉·阿努尔夫教授也对这种综合征很感兴趣，她提出了这样的疑问：这种综合征是基于饮食问题还是某种特殊的梦游症？因此她对比了普通的梦游症患者和睡吃症患者。她发现虽然睡吃症患者白天的饮食习惯有一些特殊之处（例如食欲过剩），或童年时期就有饮食问题，但引发这种入睡后进食症状的主要机制是梦游的一种特殊形式。因此产生唤醒分离的原因是深度睡眠时的突然唤醒，这时大脑的大部分还处于睡眠状态，而清醒的一小部分促使我们不假思索地吞下手头的东西。

睡眠性交症：没想到自己居然是洛可·希弗帝①

P先生是个23岁的年轻人，职业是汽车修理工，他注重保养自己，每周去两次健身房。他性生活良好，但是与21岁的C女士同居后，这一切被打破了。他俩的伴侣关系融洽，私生活令人满意。但据他的女友说，夜里在睡下后一两个小时他会无意识地性交，差不多每月一次。第二天早上当她告诉男友他夜里粗俗的言语和放肆的性行为时，他都大吃一惊。他什么也想不起来，他怎么会对细心呵护的女友做这种事？虽然她并没有指责他，但他觉得这是一种强奸，心里无比内疚。他想知道自己身上究竟发生了什么……

① 洛可·希弗帝（Rocco Siffredi），意大利AV男演员。

P 先生患了睡眠性交症，症状表现为在睡着时无意识地与他人性交或手淫。因为这种病很私人，相关研究很少，患者通常不愿提及。

在男性中，异相睡眠阶段发生夜间勃起是很正常的，大多数情况下并不是因为做了春梦。这是一种阴茎反射性勃起（对女性而言是外阴），与夜间突发的两侧鼻黏膜交替肿胀类似。虽然春梦可能与男性和女性的夜间高潮（如男性的梦遗）有关，但是与性有关的梦并不一定会导致生殖器膨胀，白天节欲或纵欲都不会对此造成影响，这可能只是为了物种存续而进行的常规锻炼。

对清醒时有勃起障碍的人，可以在睡眠监测时进行夜间勃起记录来确认他们的阴茎勃起功能是否正常。这是可能发生的，因为从大脑和神经层面上看，睡眠和清醒时控制勃起的机制是不同的，类似帕金森患者在梦中正常行动但清醒时动作十分僵硬。

伊莎贝拉·阿努尔夫和另外两位来自美国明尼阿波利斯的异态睡眠专家卡洛斯·申克（Carlos Schenck）和马克·马霍瓦尔德（Mark Mahowald）近期共同撰写的一篇文章中详细描述了睡眠性交症。这当然不仅是简单的生殖器勃起，因为这种异态睡眠会引发性行为。在女性身上表现为呻吟并抚摸私密部位，在男性身上表现为手淫或与周围的人发生无意识的性行为。睡眠性交患者在睡眠状态下发生的性行为有时会比清醒时的性行为更加突然、强制和粗鲁，后者一般是正常而令人愉悦的。

当睡眠性交症患者抓住伴侣时，他的行为有不被接受的可能，在某些情况下还会引发和伴侣的冲突，特别是在有犯罪或暴力倾向的时候。当行为对象不是伴侣时，问题显然更加严重，特别是针对未成年人。例如在节日或体育赛事期间，患者与好几个人睡在一个房间或宿舍里。我们的一位自称明显是异性恋的男性患者在一次聚会中喝了很多酒，之后他跟一群朋友睡在客厅里，夜里他竟把手伸向一位男性朋友的长裤里。在某些棘手的情况下我们也会被质询，例如有一位性侵儿童的教士声称其患有睡眠性交症，对所做的事情没有任何印象。在某些情况下睡眠性交症和犯罪行为之间的界限很难明确，并且有着严重的法律和医学双重后果。

该怎么办？

以上列出的 3 种情况都是因为深度睡眠唤醒导致的异态睡眠症状。在某些情况下我们可以判断出导致唤醒的干扰因素。如果是因为服用安眠药，我们一般会逐步戒除直至痊愈。如果是其他睡眠问题例如呼吸暂停或不宁腿引起的，我们首先会想办法改善异态睡眠。我们还调查了导致清醒的外部因素例如噪声，跳上床的猫狗。如果是这类情况，我们建议使用耳塞隔音并让动物待在卧室外面。

在其他无法确定病因的情况下，首先要保障患者和周围人的安全。我们建议梦游儿童的父母将床边的一切危险物品拿走，包住家具的尖角，给窗子装上安全系统以防轻易打开。对于睡吃症患者，特别要注意电炉和燃气灶，最好在晚上切断供气。避免其他诱发夜间唤醒因素也很重要，例如睡眠不足，睡眠剥夺后的恢复期导致的深度睡眠时间增加，以及晚上饮酒、压力等。

如果确实存在危险或患者在容易产生意外的环境中入睡，就可以使用一种安眠药，这是唯一一种被证明可以减少梦游症状的药物。

因为存在上瘾的风险,仅在特殊情况下使用这种预防药物。

对睡眠性交症患者,显然他们决不能同不是伴侣的人睡觉,并且要警告枕边人可能会发生的事。

午夜尖叫

"这不是普通的叫声。这是可怕的、惊恐的叫声,是号叫!虽然每天夜里都有,我们还是无法习惯这样的东西。"

Ｃ·Ｎ女士19岁,她的母亲向我们描述了她和家人近些年来的情况。Ｃ·Ｎ小的时候睡得很好。大约9～10岁的时候,她开始出现梦游的症状。通常是起床在房子里绕一圈,之后会到父母的房间,眼神惊恐。她从未因此受过伤,但是有一次在梦游中她离开了家。是一个邻居找到她的,她当时穿着睡衣站在路中间。大约13岁时,在一次考试期间,她出现烦躁症状还伴有尖叫。随着时间推移病情加重了。当她就诊时,每天晚上都会发作,有时候一晚好几次。

发病时间通常在午夜到凌晨5点间,总是以一声惊恐的尖叫开始。当父母来到她的房间,Ｃ·Ｎ正坐在床上,双眼大睁,目不转睛。她看起来很惊恐,一直在叫,有时候还说着一些无法理解的词。她剧烈地呼吸着,心跳加速,大汗淋漓。当父母靠近触碰她时,她拒绝接触。完全没有办法使她平静下来。对父母来说更悲痛的是他们觉得女儿正深陷痛苦之中。过了仿佛有无尽长的几分钟后,她安静下来睡着了。大多数情况下第二天她没有任何记忆。极少数情况下她对精神活动有模糊的记忆，但并不是有内容的梦，更像是一些片段，例如看到床上有虫子，墙壁向她压来，波浪涌进房间，移动的触手。

"现在我都戴着耳塞睡觉，"她的母亲告诉我们，因为每次女儿发病后她就睡不着了。一般都是她父亲起来把她叫醒、安慰她的。她父亲童年时也有症状和女儿相似的梦游症，直到 22～23 岁时才痊愈。

C·N 告诉我们她 23 点上床，但她是个夜猫子，所以一直到 1 点才能睡着。第二天，7 点 20 分起床，但她觉得自己每天晚上好像只睡了不到 4 个小时。想要保持清醒总是很费力，她定了好几个闹钟，还用手机闹铃。早上需要好几个小时才能恢复精力，在安静或无所事事的时候还会感到睡意，因为这种疲劳她很难听课。周末或假期没有时间安排的限制，她凌晨 1～4 点才上床，之后可以一直睡。她即将结束花艺学徒培训，并且每周上一次课。她和父母还有妹妹住在一起。

这是怎么回事？

C·N 的症状很容易让人想到夜惊。这种异态睡眠表现为突然的行为唤醒，伴随着尖叫声，哭泣等各种强烈恐惧的表现，并因此得名。但是 C·N 的症状也存在一些非典型因素，例如年龄。实际上该病多发于儿童时期：多达 25% 的儿童 5 岁前会间歇性发病，5% 的 1～6 岁儿童会规律性发病。但是之后发病状况就罕见得多：不到 1% 的成年人还会发作。另一方面，发作频率也很异常：几乎每夜，有时候一夜好几次。尽管非常罕见，有些癫痫病也会表现出这样的症状。我们打算记录下她的脑活动来排除其他睡眠疾病的可能。因此我们建议 C·N 来我们的睡眠中心住一晚。

那一晚，她很快就入睡了，并迅速进入了深度睡眠状态。但这种睡眠状态还没持续几分钟，她就突然从床上坐了起来。之后她环顾四周，表情惊恐。我们还听到了她局促的呼吸声，电脑屏幕显示她的心率明显加快了。之后她咕哝了一些模糊不清的词。最令人震惊的是她的高密度脑电图持续显示较大的慢波，说明虽然她的焦躁持续了十几秒，但她一直处于深度睡眠状态。之后她又躺下继续睡觉。整个晚上我们记录下 5 次相似的发病，分别是：12 点 02 分，12 点 18 分，1 点 31 分，1 点 46 分以及 4 点 49 分。每一次我们都觉得她处于极度惊恐中。每次发病都在深度睡眠期间发生。虽然她一共睡了 7 个半小时，但是深度睡眠非常碎片化。可以想象，这种深度睡眠障碍可能是这类患者睡眠质量差、劳累嗜睡的主要原因。这次检测还排除了患其他可能破坏睡眠的疾病的可能性，例如呼吸暂停综合征，不宁腿综合征。她的大脑活动还让我们最终正式排除了癫痫病的可能。

复诊时，我们向 C·N 展示了结果，她告诉我们在实验室度过的一夜还算是比较平静的一夜。就像大多数异态睡眠症状一样，在实验室里夜惊的次数要比家里低。但是，这类记录还是可以帮助我们排除其他疾病，虽然当天夜晚没有剧烈发作，还是给我们提供了很多信息。她急于知道解决方法，她太累了，她的家人也是如此。"你们看，"她卷起了衬衫的袖子，对我们说，"昨晚留下的。"她的整个前臂都是瘀青。"这是我醒来的时候发现的，我只模糊地记得看到床上爬满了虫子。"

　　我们向她证实她确实患了夜惊症，这是一种深睡期发生的异态睡眠症状，就像梦游和意识模糊性觉醒一样。"准确来说这是什么意思呢？"这类异态睡眠实质上是一种唤醒分离状态：大脑的一部分被唤醒了，但其余部分还在睡眠中。克劳迪奥·巴塞蒂（Claudio Bassetti）教授研究了一位 16 岁的患者，该患者深度睡眠时也常出现异态睡眠症状。借助他的研究成果，我们得以确认大脑的哪一部分是清醒的。他记录道："睡着 50 分钟后他就进入了深度睡眠，监测开始 59 分钟后。"此时高密度脑电图显示患者一直都处于深度睡眠状态，"病人起身，双眼大睁，表情惊恐。"发病 24 秒后，医护人员为他静脉注射了伽马射线放射性核素试剂。这种名为锝 99m 的试剂特点是可以快速特异性附着在大脑活跃的部分，以显示部分生物学过程。通过伽马照相机①获得的患者大脑图像显示，他的大脑基本处于不活跃的状态，也就是说他正在休息。但是他的大脑仍有一部分是活跃的，尽管其他部分都睡着了，这一部分还是清醒的！大脑的这部分叫作后扣带回皮质，在恢复个人记忆和辨明方向方面有着重要作用。

　　"真是有趣。"C·N 对我们说，"至少对我这类症状有个解释。我原以为这可能是潜在心理创伤或者类似的东西导致的。"

　　不，深度慢波睡眠阶段的异态睡眠是由唤醒/睡眠系统的机能不良引起的，类似一种"短路"，当我们进入深度睡眠时，神经网络激活了占大脑一小部分的唤醒系统。

　　"我为什么会得这种病？"

---

　　①　伽马照相机（Single-Photon Emission Computed Tomography，简称 SPECT），一种应用单光子发射计算机断层扫描技术的医疗器械。

"这是遗传的。"我们答道。

实际上在患这类异态睡眠的病人中,我们总是能找到其他患了或曾经患有梦游或夜惊症的家庭成员。有时他们只是在童年时期发病了几次,自己也想不起来。据观察,同卵双胞胎(有相同基因)和异卵双胞胎(有 50% 相同基因)患夜惊症与梦游症的情况具有高度一致性,这恰恰证明了基因的影响。父母一方或双方都患夜惊症或梦游症的儿童患夜惊症的概率比父母都无病史的儿童高 2 倍。

"但我觉得夜惊是儿童时期的疾病,会随着年龄增长痊愈。为什么我仍然会发病呢,而且几乎每天晚上都有?"这是个好问题。

这可能是由多个因素导致的。一方面,有些人的异态睡眠症状过于严重,并不一定会随着时间而消失,这类人约占成年人的 1%。但还有一些致病因素。要知道这类异态睡眠是由慢相深度睡眠过程中的唤醒分离导致的。所以任何会延长深度睡眠或突然唤醒的因素都可能导致病情发作或发病频率增加。因此我们一直在寻找可能产生这种突然唤醒的疾病,例如呼吸暂停。但 C·N 并不属于这种情况。夜惊症常在压力较大的情况下发作,例如准备考试,晚睡复习还要早起上学时,她持续一周都没怎么睡。如果我们没怎么睡会发生什么? 会产生睡眠债,我们的睡眠机器会产生更多的深度睡眠来弥补。深度睡眠越多,深度慢波睡眠阶段异态睡眠发作的风险就越高。这显而易见!

该怎么做?

因此我们提出了一系列方法来延长睡眠时间。我们一开始就注意到她的睡眠阶段不协调，因为生物钟紊乱，这类人即便很疲惫也要到深夜才能睡着。但因为必须早起工作或上学，他们总是有点睡眠不足。因此睡眠问题并不仅是由单一因素造成的，就像我们的同事罗塞蒂医生说的："一个问题会掩盖另一个问题！"

我们着重调整她的生物钟，几周后复诊时，她晚上能睡得更轻松了，感觉平均每周比以前多睡大约 2 小时。她觉得白天精神更好了，夜惊的症状也得到了显著缓解，但并没有完全消失。我们向她推荐一种可以控制病情的药，她可以酌情服用，例如在朋友家睡觉（因为害怕夜里她的叫声打扰到主人，她已经很多年没去朋友家睡了），或者在夜惊症发作尤为严重的时候。

每夜把妻子当作抢劫犯的男人

K·C 先生 74 岁，过着快乐的退休生活。他一辈子都在冶金行业工作，十年前他开始全身心照顾三个孙子。他热爱名山大川，还会在森林里远足。他没什么特别的健康问题，但总是抱怨睡眠不好。他记得这是从十多年前他退休前不久开始的。起初，他睡觉时会说话、大喊、踢腿。他觉得这可能是与压力有关，因为当时他对未来有很多疑虑。他要做什么？为工作奉献了一辈子之后还要在什么方面投入精力呢？一开始他经常做梦，这些梦令人恐慌。他最常梦到的是被犯罪分子袭击，这些人还想攻击他的妻子和孙子们，他必须和坏人打一架来保护他的家人。有一次他还梦到一只狮子进了他的卧室……K·C先生吓得从床上摔倒了地上。

但是这些症状并没有随时间推移得到缓解,相反发病越来越频繁,病情越来越严重。他受伤了好几次,有一次甚至捶墙弄断了一根手指,在梦里他正在与一群持刀的劫匪斗争。

最近的一次发病让他非常害怕,最终决定来就诊。当他向我们讲述病情时我们还能感到那夜的回忆给他带来的恐慌。

"在梦里我和老伴在我们的山间小屋里。天气晴朗,我们待在屋里。我能看到透进窗子的阳光,还能听见鸟鸣声。突然一个蒙面的男人不知道从哪儿进了房间。我说不清为什么,但我觉得他会袭击我老伴。我猜他要杀了我们,抢走我们的东西。那感觉太真实了!于是我用尽全力跳到他身上,怒不可遏地开始揍他。我是被老伴的尖叫声惊醒的,我正双手掐着她的脖子……"

我们可以感受到他的痛苦和恐慌。"医生,这真是不可思议。"他妻子说道,"因为我先生真是世界上最温柔的人!他从来没有伤害过别人,也从来没跟人打过架。你们要相信我,我都认识他50多年了。"

从那以后,这对夫妻就分床睡了,K·C先生用带子把自己绑在床上,确保他睡着时不会攻击别人,也不会伤到自己。

"夜里什么时候会发病呢?"问诊时我们问了这对夫妻。

"在半夜或者深夜。有时候他会说话或者动腿好像在走路一样。有时候情况更加严重。我们都说他的梦成真了。"

这是怎么回事？

看了他在我们中心的睡眠记录后，我们的临床怀疑得到了证实。我们观测到在他的睡眠中有好几次轻微发作：有一次他突然抬起了胳膊好像要赶走在山间散步时打扰他的飞虫。之后他模模糊糊地说了些什么，最后以咒骂结束。另一次发作他的腿动了，好像在跑步。这只是一些小症状，但足以让我们确诊病情，因为这些症状都是在快速眼动睡眠期或称异相睡眠阶段发生的。在这一阶段人的梦境最丰富最详尽。静止状态是这一睡眠阶段的主要特征，而在患者发病时这种静止状态消失了。为了"防止梦境成真"，我们有一个安全系统能够中断大脑与肌肉的联系。通常情况下，在异态睡眠阶段，我们处于完全瘫痪的状态。但是在 K·C 先生身上这个系统无法正常工作，就像他妻子怀疑的那样，他的梦"成真"了。K·C 先生患了一种叫作"快速眼动睡眠行为异常"的疾病。

我们明尼苏达大学的两位同事，卡洛斯·申克和马克·马霍瓦尔德于 1986 年首次详细定义了这种疾病。他们的文章描述了 4 个病例，都是 67～72 岁的男性，在睡着后有暴力行为，伴随着强烈的梦中活动和快速眼动睡眠期肌肉松弛的消失。这些患者的记录很吸引人，我们得以直接窥探这些梦境的内容，而在通常情况下为了了解人梦到了什么，我们必须把他叫醒了询问他，这必然会改变梦的内容。这些研究人员常在大会上展示他们第一位病人的照片：一个留着胡子的男人微笑着看着镜头，展示数年来把他固定在床上的带子！这种病显然由来已久。

随后卡洛斯与马克收集了其他病例,他们预感应该密切关注这些患者。他们发现其中一些患者在随后的数年里患了神经疾病,特别是一类帕金森。后来其他的研究人员也证实了这一点,尤其是我们在巴塞罗那的朋友阿列克斯·伊兰佐(Alex Iranzo)和琼·桑塔玛丽亚(Joan Santamaria)。实际上,异相睡眠行为异常可能是某些神经衰退性疾病的早期征兆,可能在神经疾病被诊断出的几年之前就会显现出来。

我们尚不确定一般人群中这种睡眠疾病的发病率,但研究表明我们调查的 40 岁以上成年人中 3％有异相睡眠行为异常的症状。大多数病人都是 50 岁以上的男性。对于女性则数量较少,或许是因为症状不那么严重,攻击性行为更少,多数情况下不需要专业咨询。我们目前还了解到这种问题可能还伴随着其他疾病,例如发作性睡病。

这种疾病令人震惊,不只是因为睡眠时肌肉还处于活跃状态,还因为梦境的内容发生了改变,我们的很多患者都有这种情况,通常在睡觉时出现异常的运动行为之前,患者会做非常暴力的梦,特别是出现袭击的梦,患者必须对抗危险来自卫或保护亲人。我们还观察了同时患有异相睡眠行为异常和帕金森的患者,结果也令人震惊。这种神经疾病的主要特征是运动机能障碍,帕金森晚期的病人移动四肢和走动都有很大的困难。但是在睡着时他们的运动机能又恢复了! 他们能够自如地在床上移动、转身、做手势。**这说明清醒时和异相睡眠时产生动作的神经网络是不同的。**

该怎么办？

当 K·C 先生来复查时，他已经主动了解了有关异相睡眠行为
异常的知识。他在网上看了很多资料，了解到这种病可能与一些神
经疾病有关。我们向他证实了这一点并要他放心，因为他的临床检
查完全正常。此外，他的主治医生应该跟进他的情况，以便及时检测
其他神经疾病的早期症状，确保更好地进行护理。最重要的是，我们
对他进行了治疗，他再也不会"在梦里把妻子当作抢劫犯"了。

"昨晚我用锤子砸开了冰箱锁"

D·R 女士饱受严重的睡眠问题困扰长达 6 年。实际上，她可以
轻松入睡，但是到了半夜就会因为急需吃东西而醒来。她告诉我们
她被迫起来进食，否则就无法再次入睡。她用尽了办法，"我甚至买
了锁把冰箱锁上"。真是闻所未闻！我们已经查过了，确实可以用实
惠的价格在网上买到冰箱锁。"但是欲望比我更强大，简直不可抗
拒——昨晚我用锤子把冰箱锁砸开了！"此外，吃完东西她就可以回
到床上很快再次睡着。但如果她不这么做，就会彻夜无眠。"我必须
做出选择：要么增重，要么失眠。"自青春期开始，她就在努力控制体
重。"我想所有的节食餐单我都试过了。"但是控制体重越来越难。
她请了一位专门研究饮食失调的心理分析师和一位营养师，"可他

们都无能为力，只要我夜里起来吃东西，我就减不下来"。奇怪的是，她白天并没有贪食症状。相反她早上不想吃东西，在工作的时候中午也会忘了吃饭。"营养师告诉我这样不好。但是白天我只能强迫自己吃东西，因为我并不饿。"夜晚的到来使她焦虑，她害怕上床之后又是重复的循环。她觉得精疲力竭，忍无可忍，精神也受到了影响。

她为在实验室度过的夜晚做好了充足的准备。以防万一，她在床头柜上堆满了巧克力。该来的还是来了。大约凌晨 2 点，一次睡眠周期的末尾，D·R 女士醒了。这是主动唤醒，不是由其他睡眠疾病例如睡眠呼吸暂停或不宁腿造成的。我们每个人在正常夜晚睡眠中都可能出现这种唤醒，在每个睡眠周期的末尾尤为常见。然而 D·R 女士再也无法重新入睡。我们看到她辗转反侧，想找个舒服的姿势，但是几分钟过去了，她的高密度脑电图清楚地显示，她已经完全清醒了，甚至是过度觉醒。最终她带着屈服的表情决定打开灯，吃了两条巧克力。之后，她关上灯，几乎是立刻，再次进入了睡眠。

这是怎么回事？

D·R 女士患了夜间进食综合征（night eating syndrome，简称 NES）。这是一种相对较新且鲜为人知的病症，但并不罕见，一般人群中 1.5％ 的成年人都有此类症状，在正在减肥的人中更常见。男性和女性患病的比例相当。通常同个家庭中会有多个成员患 NES，因此这种病可能具有遗传性。症状主要表现为早晨食欲下降，夜里有强烈的进食渴望，坚信只有吃过东西才能再睡着。

这种病疑似是生物钟失调的结果，生物钟调节我们的唤醒/睡眠节律，以及进食节律。在夜晚睡眠期间我们处于长时间禁食状态。考虑到文化背景不同，一般在吃完最后一餐的 1～4 小时之间开始睡觉。假定我们睡 7～9 小时，也就是说在正常生理条件下，一天 24 小时中有一半时间都没有摄入食物，此时我们的新陈代谢仍然继续，血糖也维持在相对稳定的状态。然而，清醒时久坐未进食不会这样，在这种情况下人体内血糖降低，产生饥饿感迫使我们进食。这是一系列神经激素机制共同作用的结果，包括褪黑素、瘦素和胃饥饿素。然而对 NES 患者来说，唤醒/睡眠节律和进食是脱节的：患者睡觉时会饿，醒来时却不饿！

该怎么办？

虽然相关研究极少，但还是有一些研究表明一些药物，特别是一种用于治疗癫痫的药物和一类抗抑郁药物可以用来治疗 NES。我们向 D·R 女士推荐了这种药品。她还会继续看心理咨询师和接受营养师的建议，不过药物治疗之后，她就发现她的睡眠更加持续，可以整晚睡不会醒来。她度过了 3 个星期的暑假，在此期间从未半夜起来吃东西！根据最新消息，她再也不需要更换砸坏的冰箱锁了。

怀孕和更年期

我想分娩！

电话铃响起时正好是傍晚 18 点 24 分。通常这时候的睡眠中心是很安静的。日班的工作人员已经下班，夜班人员还没有来。只有负责维护和清洁的人还在为即将来实验室过夜的病人准备房间。我们也在中心完成文件，撰写报告，阅读多导睡眠图。因为安静，这是一天中我们最喜欢的时刻。大家可以讨论疑难病情、寻求建议、思考新的研究、写科研文章、准备会议。这种平静也是因为睡眠医学没有紧急情况……但真的没有吗？

"晚上好，抱歉打扰您，我是产房护士，我们这里有紧急情况。"

"嗯……您确定吗？我们这儿是睡眠中心。"

"对,确定,就是关于睡眠的紧急情况。"

像只有急诊室经验丰富的医生才能做到的那般,产科的同事为我们简要地概述了病情。这位病人在 2010 年已经因为睡眠问题来过,接到电话时,我们在电脑上查看了她的病例。那时候她 32 岁,自从和前任分手后患失眠症状已有 5 年。她每天晚上都吃安眠药,但药效越来越差。她表示腿部也有不适:这种不适感迫使她辗转反侧,但那时还没有很大的影响。她是个老师,最近刚和新男友同居,她来问诊的原因之一就是她想要怀孕,因此得停掉安眠药。

我们当时建议她接受我们中心的认知行为疗法来逐渐戒除安眠药。这得花好几个月的时间,但她毫不懈怠,严格遵照心理分析师的建议,成功戒除了所有安眠药。显然,她已经怀孕了。

急诊室的同事告诉我们:"她都坚持 7 个月了,但她说再也忍受不了失眠了,要是我们再不给她什么东西让她睡着,她就要从窗口跳出去! 我们已经试了好几种药了,但是都不见效。"

于是我们从睡眠中心赶去产科,见到了在急救室的 NK 女士。自我们上次见面已经过去了 3 年,但我们还是立刻认出了她。除了怀孕临产加上满是红血丝、带有黑眼圈的眼睛,她并没有太大的变化。

她向我们描述了她的睡眠问题:"我上次就诊之后,虽然偶尔会睡不着,但已经做到不再吃安眠药了,最多喝点安神的花草茶或进行植物疗法。之后我怀孕了。知道这个消息我们非常激动。在孕早期,虽然有时会恶心,但我睡得还不错,而且几乎可以说睡的时间很长。但即使我睡得很好,还是很疲惫。孕中期也相当顺利地过去了,但几周后情况就难以忍受了。我觉得这是神经问题。我很焦虑,这给我带来了很多麻烦。你们知道我哪里最烦躁吗?"

一片沉默。

"腿里面。"她小声告诉我们,好像在说一个秘密。

"是这样啊,在腿里吗?"

"对,在腿的内部,我可以告诉你们,我感觉腿里很焦虑,有种不适感、紧张感。随便你们怎么说,我就是觉得我的腿很焦虑。"

"您什么时候会有这种感觉?"

"当然是晚上,在我上床时。我开始思考,这种感觉好像是我的腿醒来了一样。一般我们不会在意自己的腿,它们就在那儿,仅此而已。但是我能感觉到它们。我的脑子想睡了,但腿还不想……"

"然后您是怎么做的呢?"

"我就起床。我在床上待不住,起床后在屋里走动、按摩我的腿、洗冷水澡,之后情况会得到缓解。但我一回到床上就又开始了,直到深夜我才精疲力竭地睡着。这时候我的丈夫又会把我弄醒。因为我打呼噜,而且非常大声,所以他被吵醒了,翻来覆去,而我的睡眠很浅,所以我又被他吵醒了。或者有时候我是被自己的鼾声吵醒的!就这样,一晚接一晚。我受不了了……我想赶紧分娩!"

她看起来又疲惫又痛苦。我们很能理解她的绝望。她的个人医生和妇科医生也是如此,虽然一开始他们避免使用药物,但最后只能给她开些安眠药来让她度过安稳的夜晚。可无济于事,而且第二天她更加疲惫,害怕自己再次陷入服用药物入睡的恶性循环。

"你们能帮她吗?"妇产科急诊室的同事也问道,语气中带着一丝怀疑。

我们感到有点压力,但已经想到几个办法了。

在各种仪器的响声和电话声中，我们询问这位同事能否为病人准备一个更安静的房间。同时为她验血，检测血液中的铁和铁蛋白。我们这边准备给她配备呼吸监测仪来确保她没有呼吸暂停。

"要是她不睡呢？"

"我们希望她能睡着。在她上床睡觉前，你可以让她吃一片25/100息宁①吗？"

"但息宁成分是左旋多巴－卡比多巴，这不是用来治帕金森的吗？"

"没错，但也可以治疗不宁腿综合征……"

第二天，我们分析了监测结果来判断患者是否有呼吸暂停。NK女士夜里有很长时间都在打鼾，这说明她至少睡了几个小时，但是并没有明显的呼吸暂停。我们打电话给产科交流监测结果并询问病人当晚的状况。

负责照顾患者的医生告诉我们她睡得很好，腿部没有焦热症状。血检结果正常，没有出现贫血，血红蛋白含量正常，铁蛋白也是如此，含量为38mcg/L。

产科的同事说的有道理，但只对了一部分。铁蛋白是一种储存铁的蛋白质，可以反映人体内的铁储备。NK女士体内的铁蛋白含量反映了她有足够的血红蛋白，并没有出现贫血——缺铁的主要症状。然而，大量研究表明，需要更高的含量才能缓解不宁腿综合征患者的症状。我们发给他一份研究的复印件，说服他先为患者补铁再让她出院。

――――――――――――――

① 25/100 息宁：(sinemet25/100)每 100mg 中含有 25mg 卡比多巴。

　　一周后，血检显示铁蛋白含量超过100mcg/L——补铁后预期达到的阈值。NK女士再也没有焦躁的困扰了。但她的睡眠并不是完美的：她很难找到一个舒服的睡觉姿势，孩子一动她就会醒来，显然，孩子的节律与她不同。她还得经常起来小便。但是这都与前几周的苦恼无关了。她感觉每晚能睡6个小时，下午午休20分钟。12月24日，小爱丽丝出生了，3个月后NK女士带着孩子来复诊了。就像我们预期的那样，她向我们证实，分娩后不久焦躁的症状就几乎完全消失了。然而她还是经常夜里醒来，但并不是因为不宁腿综合征。让她彻夜难眠的罪魁祸首正在婴儿车里温柔地看着我们……但这是后话了！

这是怎么回事？该怎么办？

　　睡眠障碍在怀孕期间十分普遍，最近的调查显示，49.7%的女性怀孕期间睡眠质量差。但是直到1968年才首次系统研究了妊娠、生产引起的睡眠特征和睡眠障碍，这项研究由伊斯梅特·卡拉坎（Ismet Karacan）医生和他在佛罗里达大学的同事们共同完成，发表在《美国妇产科学杂志》（*American Journal of Obstetrics and Gynecology*）上。这可能是因为我们通常觉得怀孕期间睡不好是无可避免的，几乎是"神圣的诅咒"，就像《圣经》里说的"怀胎的苦楚"（《创世纪》3章16节）。虽然目前关于妊娠期间的睡眠问题的研究还不是很多，这也不是什么怪事，因为美国国立卫生研究院最近的一项研究表明75%有关于睡眠的研究都是在男性身上进行的。

　　怀孕、分娩和生育一样都会对女性的生理和心理造成影响，可能会干扰睡眠。这些影响发生在不同的层面，比如身体构造上、激素、生理、情感等，无法在此一一列出。明显的是，对很多女性来说睡眠是怀孕期间最痛苦的经历之一。最近的研究表明睡眠不足不仅会影响未来母亲的健康，还有其他后果。妊娠最后 1 个月每天睡眠不足 6 小时会导致分娩时间更长、剖腹产概率更大（睡眠质量差的妇女剖腹产概率高出 20％）。睡眠时长还会影响痛感，更不用说抑郁的风险，这是产前产后最常见的并发症之一。虽然这方面研究很少，但还是有一些数据表明可能会给胎儿带来危险，比如早产。

　　怀孕期间，胎盘会导致某些激素的分泌急剧增加，例如雌激素、黄体酮、催乳素。黄体酮对于保持妊娠和胚胎形成必不可少，可以提高体温并具有催眠作用。孕早期（第一季度）随着黄体酮急剧升高，孕妇会出现疲劳、嗜睡、孕吐等症状。子宫压迫膀胱会使膀胱容量减少，但在这之前孕妇排尿的频率就会增加。这可能也是孕激素的作用，妊娠的最初几个月孕激素使膀胱的平滑肌变得松弛，因此储存尿液的能力下降，孕妇夜里必须起来多次排尿。最后是心理原因，例如对流产和异位妊娠的恐惧，也可能导致孕妇怀孕初期失眠，第一次孕检之后这类症状会逐渐减轻。

　　一些症状会在孕中期（第二季度）好转，例如孕吐和嗜睡。这一阶段孕妇仍然可以自由选择睡觉姿势。

　　孕晚期（第三季度）通常是最难入睡的。研究表明，怀孕的最后几个月睡眠的时长和质量下降最明显。多种因素促成了这一结果：孕妇越来越难找到合适的睡觉姿势；子宫增大压迫隔膜使呼吸变浅，还会压迫肠和食道的括约肌，引起反流和胃部的灼热感；特别是在躺下的时候，对膀胱的压迫也越来越严重，迫使孕妇晚上起来数次排尿。胎儿突如其来的动作也可能弄醒准妈妈，更不用说各种各样的焦虑：对分娩的恐惧、父母的新角色、母乳喂养、托儿所的选择等。一切都在脑子里盘旋，在漫长的不眠之夜，这些想法尤其会使孕妇感到焦虑。

同样也是在孕晚期，一些睡眠疾病可能会出现，甚至会不断恶化。例如睡眠呼吸暂停，或如 NK 女士患的不宁腿综合征。而且除了不宁腿综合征，NK 女士也提到在孕后期打鼾严重影响到伴侣，有时自己也会醒。"我已经是个庞然大物，再加上打呼噜……这太可怕了，一点也不性感！"还好呼吸监测仪的记录显示她夜间只出现了极少的呼吸暂停……没什么好担心的！NK 女士运气很好，由于睡眠时喉咙反复阻塞，大量孕妇饱受呼吸暂停的困扰，有时候一夜高达几百次。美国的一项研究表明，早期妊娠 10％ 的孕妇有睡眠呼吸暂停，到了晚期妊娠这一数据达到 27％。

实际上，因为多种原因，妊娠使孕妇易感甚至直接导致这种呼吸疾病：比如，**体重增加**，这在怀孕期间很正常，但体重增加不仅会让脂肪堆积在身体的不同部位，还会在激素影响下产生水分潴留。白天水主要聚集在腿部，一旦躺卧，水就会从身体下部上升到脖子和咽部，在夜间产生水肿。咽部黏膜的水肿会堵住咽部的一部分，这部分是从鼻腔到肺部的通道。人体通过唤醒来重新激活打开喉咙的肌肉（咽部扩张肌），继而纠正这种咽喉堵塞。这些清醒很短暂，人们几乎想不起来，但还是会影响孕妇的睡眠质量……这是一种演练，为孩子出生后频繁醒来提前做了准备！

子宫对隔膜的压迫是另一个导致孕妇睡眠呼吸暂停的原因，子宫使隔膜向上移动，不仅会减少肺的体积（肺部被压缩），还会降低肺对喉壁牵引力：如果我们施加对一根"软管"（例如气管）的纵向张力，管壁就会变得更软，导致睡眠呼吸暂停。

这些理论都很有趣，但最重要的原因可能是孕妇在妊娠后期只能仰卧，在这种姿势下重力会推动舌头和下颚向后移动，从而导致咽喉阻塞，引发呼吸暂停。

呼吸暂停不仅不雅，还可能严重影响身体健康。有呼吸暂停的孕妇患高血压、先兆子痫、糖尿病和早产的风险更高。呼吸暂停还可能导致新生儿发育迟缓。因此有必要尽早诊断孕妇是否有呼吸暂停症状，从而帮助她们调整夜间呼吸。因此，孕妇可有时需要在鼻子上佩戴连接小型空气压缩机的面罩，夜间在气管内形成气垫防止上呼吸道闭合导致呼吸暂停。但是一开始戴着面罩是很难入睡的，但是当患者体会到它可以提升睡眠质量，使白天更有活力，就会选择持续使用它。由于缺少快速检查设备，很难诊断孕妇的病情，考虑到呼吸暂停的严重后果，这一点是非常不幸的。一旦恢复怀孕前的体重就可以停止面罩气压疗法，否则准妈妈使用面罩的样子会在孩子脑中挥之不去。

我们在《每晚跑马拉松的女人》（第 164 页）中已经提过这种奇怪的疾病——不宁腿综合征。它也被称为肌性焦热或威利斯－埃克波姆症。主要症状是腿部有强烈不适感，通常是在晚上或休息时发作，可以通过运动缓解。不宁腿综合征可能会引起严重的失眠。怀孕可能加剧这类症状。很多研究都表明怀孕期间患不宁腿综合征的比例在 15%～25%，在晚期妊娠发病率达到最高。生产后症状显著减轻，70% 的女性症状完全消失，其余女性症状显著缓解。

这种疾病产生的原因尚不清楚，但我们猜测可能是多巴胺系统功能障碍,特别是在多巴胺受体层面,铁元素似乎也起着重要作用。因此在治疗这种疾病时,我们会使用提升多巴胺效能的药物,例如治疗帕金森的药物。但是要注意不宁腿综合征和帕金森没有任何关系,帕金森是由于大脑中缺少产生多巴胺的神经元。患不宁腿综合征并不代表得了帕金森。妊娠期间可以低剂量服用某些药物,比如卡比多巴,还应避免使用一些药物,例如苄丝肼。显然在怀孕期间使用任何药物都必须格外谨慎,因为药物可能会造成胎儿中毒,特别是在怀孕的前 3 个月,胎儿畸形的风险是最大的。应与主治医生和妇科医生讨论以权衡利弊。

众所周知,铁含量下降可能会导致或加剧不宁腿症状。当身体铁含量较低时(体内血清铁蛋白含量低于 $75\mu g/L$)可以采用丸剂或输液的方式补铁。我们的病人就是如此,在补铁后不宁腿明显好转。来自瑞士苏黎世和卢加诺的同事在 2015 年发布的研究证明了孕妇补铁的有效性和安全性:50% 在怀孕后期接受不宁腿治疗的孕妇都表示治疗效果良好。

我们还可以通过一些非药物疗法来减轻患者的焦躁,例如适度运动、瑜伽、按摩,当然还要避免一些可能加剧病情的成分,例如咖啡、某些药品、酒精和尼古丁,此类成分可能会对母亲和孩子的健康有害,在怀孕期间是绝对不建议使用的。此外,其他疗法的有效性还缺乏证据,例如补充镁和其他维生素。

如果一些怀孕带来的身体结构、激素和生理变化导致的睡眠问题实在无法规避,应该关注、倾听有睡眠问题的患者,排除例如呼吸暂停、不宁腿综合征一类会影响生活及母婴健康的疾病。

月神随更年期降临

　　2012 年 9 月我们在中心接待了 GR 女士。她 52 岁，在家庭企业主管的岗位上工作得风生水起。尽管这些年经历了一些困难，她还是把自己描述为一个乐观主义者。2010 年她被诊断出乳腺肿瘤，必须进行手术和肿瘤放射治疗。她已经从这些事情中恢复了过来，但是睡眠却成了她的新烦恼。难以入睡的夜晚让她崩溃。第二天她没有力气起来，丧失了全部精力。一醒来就觉得疲惫，忙碌的白天还得努力保持清醒。她说她快要筋疲力尽了……

　　病人表示长期以来她的睡眠都很脆弱。一开始是两个孩子的出生，紧接着是职业带来的压力。被诊断出乳腺肿瘤后，情况又恶化了。但目前最困扰她的是随着更年期而来的潮热，每到半夜潮热带来的窒息感就会把她弄醒。之后她就再也无法入睡了，只能在床上翻来覆去"摊煎饼"。根据她的描述，之后她只有起床"看着窗外的月亮"度过剩下的夜晚。

　　她一般在晚上 22 点 30 分左右睡下，很快就能入睡，第二天早上 7 点起床。但是凌晨 3～4 点必定会醒。她感觉每晚只能睡不到四五个小时。周末、假期也无法弥补，因为潮热和清醒可没有节假日。

　　她在实验室度过的一晚反映了她平时的状态。她大约在躺下 2 分钟后睡着，但是到了凌晨 3 点 23 分，就突然醒来，整个人大汗淋漓，呼吸困难，浅而急促。两个半小时后她才再次睡着，过了一会儿监测结束,我们的技术人员就把她叫醒了。她的医生曾猜测睡眠呼吸暂停可能是她夜间醒来的原因之一,但记录结果让我们排除了这个可能。

她尝试过的疗法和药物令人眼花缭乱。她首先尝试了安神花草茶,之后又采用了植物疗法。后来,她跟主治医师和妇科医生交流了情况。实际上,一般会使用激素替代疗法①来缓解更年期症状,但是因为GR女士有乳腺肿瘤病史,这种疗法并不适用。医生们告诉她,最近的研究证明激素替代疗法会增加患乳腺癌的风险。虽然风险很小,但对她来说激素替代疗法却不是个值得考虑的选项。因此她又尝试了褪黑素、安眠药、镇静剂、抗焦虑药、抗抑郁药、网上流传的神奇的偏方等疗法,但都没有效果,甚至适得其反。因为她不需要帮助睡眠的药,晚上她很快就因精疲力竭而进入梦乡,这些药物并不能治疗潮热。相反,白天她感受到了药物的副作用,反应迟钝、昏昏沉沉、无精打采。

这是怎么回事,该怎么办?

众所周知,更年期的主要症状之一就是睡眠障碍。绝经期或更年期的妇女常受睡眠问题的困扰,例如难以入睡或睡眠难以持续,夜间频繁醒来。

这当然不是绝经期或更年期唯一的症状,此外还有血管舒缩症状,例如盗汗、潮热、阴道干涩、性交疼痛、尿急、心悸、头痛、眩晕、焦虑、病理性心境恶劣、易怒、抑郁、记忆力和注意力减退、体重增加等

---

① 激素替代疗法:通过静脉注射,向患者体内注射含有缺失激素的药剂,替代缺失的激素。

症状。它的另一个名字 climatière 的由来也是有依据的，来自希腊语
klimaktér，意为人生的关键时刻。更年期的典型症状，特别是血管舒
缩症状似乎与周期性性激素分泌有关。

尽管很多女性都饱受更年期睡眠问题的困扰，但很少有科学文
献研究妇女绝经期、更年期睡眠问题的原因、诊断和治疗。产生问题
的原因是多种多样的，但是很多情况下，例如我们这位患者，激素变
化引起的潮热或盗汗①可能才是失眠的原因。适当使用激素替代疗
法后，血管舒缩症状会得到缓解，但这种睡眠症状还会持续，说明这
产生了一种行为上的改变：失眠是由盗汗产生的，就算导致失眠的原
因消失了，害怕睡不着的恐惧也会让人无法入睡。最好不要忽略一
些心理因素，例如一些妇女在更年期会出现焦虑、抑郁，以及伴随而
来的失落感。

但是能为患者做什么呢？我们该怎样帮助她呢？我们已经排除
了其他睡眠疾病的可能性，例如呼吸暂停和周期性肢体运动。病人
的情况显然不适宜采用激素疗法。经过接连几个月短暂破碎的睡
眠，比起抑郁，每天无法通过睡眠恢复精力的她感受到的更多的是疲
惫。我们每周都有个例会，在例会上专门讨论"绝望的"案例，睡眠中
心团队的所有成员都会参与头脑风暴。在例会上我们讨论了这个很
棘手的病例。在介绍这个病例时，我们想起了几个月前在《临床睡眠
医学杂志》(*Journal of Clinical Sleep Medicine*)上发表的一篇文
章——一位来自纽约州立大学布法罗分校神经学系的美国同事——

---

① 盗汗是中医的一个病证名，是以入睡后汗出异常，醒后汗泄即止为特征
的一种病症。

小托马斯·古图索(Thomas Guttuso Jr.)教授描述了 3 个跟我们的病人如出一辙的病例。这 3 位病人都在半夜突然醒来,难以再次入睡,伴有潮热、睡眠时大量出汗的症状,3 位病人白天的生活都受到了很大的影响,表现为疲惫、嗜睡、记忆力减退、注意力下降。她们都尝试了很多治疗方法,但都以失败告终。3 人的雌二醇水平都很低,这种激素含量在更年期会显著下降。我们的同事将这种病称为"LUNA① 综合征",意为雌二醇水平低导致夜间唤醒(这个名称有些牵强,但颇具诗意)。更重要的是,这 3 人都对一种叫作加巴喷丁(Gabapentine)的药物反应良好。这种成分被用作抗癫痫药和治疗神经性疼痛,在缓解焦虑方面也有一定作用。而且一些研究表明它还可以有效治疗潮热和盗汗。

找到啦!我们有了一个也许可以有效治疗 GR 女士的方法。科学文献中仅描述了 3 个案例,但这种病发生的频率无疑要高得多。不管怎样,我们的病人已经决定要试一试了。我们开始了治疗,首先使用微量的剂量监测病人耐受性,确保没有副作用,之后每晚服用一剂,并逐步提高剂量。直到剂量接近小托马斯·古图索的 3 个病人的用量时,GR 女士开始能够一口气入睡了!她再也不用整晚看着月亮了。

通过这一病例,可以肯定的是,我们有必要进行更多的研究来了解更年期引起的睡眠问题的原因和疗法,以及确认加巴喷丁治疗的有效性和作用机制。

---

① LUNA 是 Low serum estradiol levels triggering Nighttime Awakenings 的缩写,同时这个词有月神的含义。

生物钟问题

"我的孩子是纽约时间"

凯文·R 是个聪明的 16 岁高中生,热爱体育和计算机,但因为经常迟到,他有可能被学校开除。早上 6 点 30 分起床对他来说真是困难重重:尽管他定了 3 个闹钟,还有双亲轮番上阵喊他起床,他依旧难以醒来。即使醒来,他都会再次睡着,通常 9 点到 10 点 30 分才到学校。虽然最后坐在了教室里,但直到 11 点他都是半梦半醒的状态。下午,他会感觉好一些,到了晚上才完全恢复状态。晚饭后一写完作业他就上线和朋友们玩游戏,22 点 30 分他准备睡觉。但是他关了灯却没有睡意。之后,他会在网上看视频等着睡意来袭,直到凌晨 2 点才睡着。他睡得很踏实,睡眠质量很好,但是他每晚只睡四五个小时。除了迟到,睡眠不足还对他的精神和注意力产生了负面影响。

当周末、假期,他和朋友们出去玩时,他总是最后上床休息的。第二天,他可以一直睡到中午,有时甚至睡到下午 1 点,这能让他稍微恢复一些精神。到了星期天晚上,特别是当他周末出去玩的时候,失眠就变本加厉。他和父母向我们咨询,因为他的情况让人忍无可忍了。他变得紧张、烦躁,希望赶紧找到快速入睡的办法来让睡眠时间符合课堂时间。

他得了什么病?

虽然一直住在欧洲的中心,小凯文却一直按照纽约时间生活并对此一无所知!他的生物钟逐渐推迟,自然睡眠时间渐渐与美国东海岸一致。夜晚精神饱满、难以入睡,第二天早晨 6 点 30 分无法醒来的症状都得到了解释,这其实是因为他一直生活在持续的时差中,实际的早上正是他生物钟的半夜。要体会他的感受,我们就得在 20 点睡觉并尝试在凌晨 2 点 30 分起来!他试图向校领导解释自己的情况并建议他们自己体验一番,但是校方告诉他"未来属于早起的人",学校不再容忍他的迟到,他将面临被开除的可能。

生物意义上的夜晚是由我们的生物钟决定的,生物钟会在一天 24 小时中的一部分时间促进睡眠,其余时间让我们保持清醒。人体内的**授时因子(Zeitgebers)或"授时者"**会提醒大脑现在的时间以及我们处在白天或夜晚,在它们的作用下,生物钟可以和当地时间保持一致。这些"授时者"可以是我们的三餐、手表、日常活动,其中最重要的是光。首先,光会通过我们的眼睛来刺激位于视网膜中的一种神经节细胞蛋白——黑视蛋白。有趣的是，通常白光（包含光谱的所有颜色）中的蓝色成分和蓝光（波长为470nm）可以激活这些细胞，向生物钟传递现在是否有光的信息。这一过程发生在位于大脑前腹面（下丘脑）、眼睛后方的视交叉上核。这个只有针头大小的核是我们生物节律指挥官，它负责调节我们的体温、血压（这两者在夜间都会下降）以及某些激素的分泌，例如皮质醇（白天分泌）、生长激素（深度睡眠时会上升）。视交叉上核还联系着被称为松果体的小腺体，这个腺体分泌一种特别的激素：褪黑素。这种激素的含量在夜幕降临时上升，白天到来时骤降，它有助于让我们的大脑休息，进入睡眠，某种程度上也定义了我们生物意义上的夜晚。

为什么凯文的生物钟会延迟呢？**理想状态下褪黑素的分泌和授时因子是同步的，**使我们能在夜里睡觉。根据习惯，人一般在22～24点入睡，6～8点醒来，当然每个人的个人习惯会略有不同。我们观察到在青少年中，有时褪黑素在夜间的分泌时间很晚，而早晨消退耗时很长，由此导致生物钟时间推迟。这种现象和青春期有关，不仅是针对人类，在一些哺乳动物的性成熟期也会出现，例如猕猴和挪威鼠。我们向凯文解释了这一现象。凯文问我们为什么他的褪黑素不在正确的时候分泌？

青少年睡眠周期推迟似乎有两个主要原因。**第一个原因显然是行为上的。**夜间使用屏幕会扰乱"授时者"，因为靠近面部的强光会让大脑相信现在还是白天，从而遏制褪黑素的分泌。而且，周末晚上外出带来了强光和社交刺激，协同遏制了激素分泌。周末一直睡到中午或下午1点最终让大脑确信了他在纽约，并调整时间与环境同步。除其他行为因素外，**摄入咖啡因和茶氨酸是另一原因**，在苏打水、能量饮料、红茶和冰红茶中这类成分含量很高。为了满足顾客，大型国际连锁店的咖啡，例如星巴克，其咖啡因含量往往越来越高。

所以这全是凯文的错吗？我们观察到这种生物钟延迟的现象普遍存在于五大洲同一年龄段的青少年中，不管国家发达与否、使用何种娱乐方式、是否使用屏幕。此外女孩的青春期要比男孩大约早一年，而女孩的睡觉时间要比同龄男生略早。就算是同一班级的男生，在外部刺激和娱乐方式都相同的情况下，青春期男生的生物钟要比未进入青春期的男生略早。

青春期和生物钟延迟的关系尚不明确。我们猜测这一年龄段激素的变化增加了夜晚时对光线的敏感度，白天则相反，这使得夜晚褪黑素的分泌更晚。在去除小鼠分泌性激素的性腺后，这种延迟明显减弱了，这证实了**激素**的作用。我们还认为在这一年龄段，睡眠稳态（前文所说的过程 S 会在白天末尾增加睡意）被削弱，让青少年在感到疲倦前有更长的清醒时间（白天以及更长的晚上），赋予他们睡得更晚的能力。

此外，还有一些遗传特点也会造成影响，例如调整生物钟的 PER 基因和 CLOCK 基因发生突变。实际上我们发现这种生物钟混乱可能受家庭因素影响，一个家庭中成员的生物钟可能都过早或过晚。

他要如何解决？

（1）屏幕和睡眠健康

从生物学上根治是很难的，通过性腺切除手术（摘除睾丸）来阻止青春期激素分泌显然是不可能的。当青少年受够了时差带来的苦恼准备改变生活习惯时，只要他严格遵守一些规则，就能重新使生物钟与生活同步：

● 第一种方法：睡前 2 小时停止使用屏幕，并把手机调到飞行模式并放在卧室外面以免晚上听到信息的声音。必须在晚上使用笔记本电脑的人可以安装护眼软件 F.lux，在 18 点之后过滤屏幕上的蓝光。

● 第二种方法：让睡眠时间更有规律，特别是醒来的时间。如果凯文在周末继续按照他的美国时间生活，凌晨三四点睡，下午 1 点起来，他就真的有了时差，每周有 3～4 天都要倒时差。为了巩固与上课时间相适应的新作息，不要在周末将睡眠时间调整 1 小时以上。多数情况下青少年和年轻人对这种方法的接受度很低。当然容许有例外：万一他们不想错过一个"嗨"到深夜的聚会，我们建议他们照常赴约并坚持早上 8 点起来避免前功尽弃。当然他们第二天白天会昏昏欲睡，但是最好不要午睡而是保持这种疲惫来确保晚上能入睡，这可以帮助他们弥补周末作息的偏差。

● 第三种方法：从下午 3 点左右开始避免饮用刺激性饮品，包括咖啡、可乐、功能性饮料、红茶、冰红茶等。

此外，还可以通过睡眠记录本（纸质或电子）来记录采取措施的情况，记下睡觉时间、睡眠时长、醒来的时间、上午最初几小时的疲劳程度。更加客观严格的手段是在适应期佩戴活动记录仪。这是一种早晚都戴在手腕上的手表，可以追踪佩戴者从早到晚每一分钟的运动量。这种方式虽然更激进，但好处是能客观上确保佩戴者遵守建议的睡眠时间,尤其是每当他看表时都会提醒他自己下的决心。

(2)褪黑素

如果已经严格遵守了以上规则,但还是难以适应新作息,可以让他在睡前 3～4 小时服用褪黑素丸剂(通常儿童服用 1mg,青少年和成人 3mg),在晚上褪黑素分泌不足时增加摄入。服用褪黑素没有风险,因为这并不是一种安眠药,而是我们体内本来就含有的一种激素,用来提醒大脑晚上到了,该睡觉了。与安眠药不同,褪黑素不会上瘾,不缺乏褪黑素时可以停药。它没有诱发睡眠的作用,不会"让人睡觉",而是提前睡眠的自然阶段,这一阶段被推迟的人可以通过服用褪黑素来更轻松地找回睡意。常有人问我们服用褪黑素会减少松果体分泌的褪黑素吗。这个问题提得好,因为很多腺体确实如此,例如甲状腺或肾上腺。好在松果体并不是这样,褪黑素的分泌是由光线存在与否(通过眼睛和视交叉上核)决定,而不是由血液中的激素含量决定的。因此内服褪黑素并不会减少我们体内分泌的褪黑素,也不会产生明显的副作用。

(3)光疗法

另一种能有效治疗生物钟混乱的方法是使用光疗灯。这种强光的作用与褪黑素相反,可以抑制松果体分泌褪黑素。在凯文身上,白天分泌褪黑素的时间过长,早上暴露在强光下就相当于一个"授时者"告诉他的大脑夜晚结束了。这种灯照度为 1 万勒克斯,至少要使用半个小时来减少早晨褪黑素的持续分泌。但是必须起床睁开眼睛进行光疗。我们有时看到病人打开床边的光疗灯,闭着眼靠在枕头上,期待光疗灯带来神奇的效果。

根据灯的功率,可以在 20～40 厘米(入门级光疗灯),甚至 50 厘米(更昂贵的光疗灯)的距离内感受到 1 万勒克斯的光。我们并不一定要直视光疗灯,只要让脸和眼睛照到足够的光线就可以读书和吃早饭了。当然这种灯只能在早上使用,傍晚和晚上使用会起反作用,加重凯文的病情。但是,要知道对于类似凯文这样生物钟延迟的患者来说,采用光疗法是很困难的,因为这些患者早上总会迟到,提前半小时进行治疗太难了,他们常常连早饭都来不及吃。对于那些早上无法在固定位置待半个小时的人来说,还有个替代方法:**使用装配在眼镜上的移动光疗灯**。这种灯有很多型号,患者可以一边准备出门一边进行治疗,甚至在交通工具上使用。

虽然这个想法有些前卫,但我们还是可以想象在公共空间,例如地铁和车站大厅,可以将光强度调整到与经过或停留的人的生物钟节律一致。目前,我们面临着无所不在的光污染,它会扰乱我们的觉醒/睡眠节律。建议在我们早晚经过的场所白天将灯光调整成富含蓝光的白光,抑制褪黑素分泌;晚上则相反,使用不含蓝光的灯光,促进褪黑素的分泌,让我们的大脑做好睡眠的准备。我们正在跟一个设计新火车站的建筑师讨论,也许这种跟生物相适应的照明方式在未来会成为一种标准。

这可行吗?

考虑到学业上的困难以及睡眠不足对他精力的影响,凯文准备做出一些必要的牺牲来实践上述方法。在褪黑素和早晨光疗的帮助下,他好几周都能在晚上 22 点 30 分到 23 点睡觉,第二天早上 6 点30 分起来。周末他偶尔外出,星期天早上会坚持不睡懒觉,这样他晚上可以睡得更好,保持自己的作息规律。之后,他不仅上学的迟到次数减少了,还感觉身体更加精力充沛,不再那么焦虑,跟父母的关系也有所改善。两个月后,他不再需要服用褪黑素来保持新的作息,还渐渐停止了光疗,只在冬天白天光线微弱的时候使用。

当然也有复发的风险。稍微放松几天,"时差"就会再次出现。尤其是学生在暑假晚睡几乎是不可避免的。我们建议凯文在开学前2~3周恢复严格的作息,继续服用褪黑素并采用光疗法。

老年人的"曼谷时间"

在老年人中我们通常会观察到相反的现象:老人们睡得太早,有时候18~19点就睡了,凌晨两三点开始就睡不着了,这刚好跟曼谷时间一致。跟凯文的情况不同,这并不是因为睡眠的自然阶段提前,而是由于褪黑素晚上分泌过早,凌晨停止分泌造成的**阶段提前**,从而导致晚上睡意昏沉,第二天又提早醒来。患者抱怨睡眠很难维持,要求医生给他们开安眠药让他们早上睡得久一点。但是问题就在于安眠药作用时间长,可能在早晨产生睡意,让老人有跌倒的风险,最重要的是会快速成瘾,有很多老人每天服用安眠药且无法戒除。除了摔倒的风险上升,长期服用安眠药还会引发记忆力和注意力减退,特别是当负责代谢这类药品的肝和肾无法正常运转时,问题尤为严重。

老年人失眠当然有很多原因,但如果是因为生物钟提前,相比于服安眠药更有效的是直接针对症状采取简单的措施，例如改变睡眠习惯，使用光疗灯或在某些情况下服用褪黑素。一般来说要采取的第一种措施就是和老年人谈谈他们的**睡眠管理问题**。有时他们会对生活产生倦怠，想要睡得尽可能久来缩短白天的时间。想要晚上 8 点睡，一直睡到早上 8 点，下午还想午休 1 小时，但这显然是不可能的。因此有必要限制在床上的时间，保证每天睡 7～8 个小时（午休当然不算在时间内）来满足人的睡眠需求。还要让老人对睡眠的期待更加实际一些，要知道随着年龄的增长我们的睡眠机器的状态大不如前，比起 18～25 岁的年轻人，70～80 岁的老人的睡眠自然更加不稳定、碎片化。长期待在家里无法暴露在光线下的人由于缺少授时因子，有昼夜节律紊乱的风险。因此对于所有年龄段的人，特别是那些想早睡、睡得久一些以免早上醒太早的人来说，重要的是都必须充分暴露在日光下，尤其是在傍晚。研究证明，65 岁以上睡眠过于碎片化的老人可以在睡前服用褪黑素来巩固睡眠。长效褪黑素片可以改善睡眠阶段提前的问题，但是像凯文那样睡眠阶段推后的患者不宜服用，这类患者可以服用速效褪黑素来帮助睡眠。

如果老人或年轻人长期服用安眠药，戒除过程要循序渐进，避免戒断状态导致严重失眠，使病人无法坚持戒掉药物。通常我们建议病人用至少两周的时间减少 1/4 的用量。有时甚至需要更长的周期。每次减少安眠药的剂量，几天内最好将睡觉时间稍稍推迟，让自然产生的疲惫弥补安眠药的效果。

可以用同样的方法倒时差吗？

可以，同样的方法也可以用来倒时差。如果我们的生物钟是欧洲时间，而我们向西旅行（例如美国），我们在晚上会昏昏欲睡，但早上会醒得更早。在这种情况下我们建议晚上暴露在光下，必要时在睡前服用褪黑素来延长后半夜的睡眠时间。体积较大的光疗灯可以在家里使用，而带有蓝色或绿色 LED 灯的眼镜则可以在旅行中使用。相反，如果向东旅行（例如亚洲），我们可能很难在晚上睡着，因为曼谷时间 22 点相当于欧洲中部 16 点。因此最好在晚上避免光线照射并在傍晚时服用褪黑素来让大脑做好睡觉的准备。此外，早上可能会昏昏欲睡，因为早上 7 点相当于欧洲凌晨 1 点。白天最好暴露在光下，重新校准我们的生物钟，让大脑不再分泌褪黑素。我们常常需要几天的时间来使我们的作息与当地时间相适应。甚至有人说 1 个小时的时差需要一整天来调整，但这是没有科学依据的，不同的人之间有很大的差异。

"8＋8＋8＝地狱"

R·L 先生觉得自己有睡眠呼吸暂停，并向我们求助。他听说过这种疾病，并且自身也表现出一些相应的症状：他打鼾，他的妻子发现他呼吸暂停之后鼾声又响起，而且近几年他重了好几公斤。此外他总是感到精疲力竭、昏昏欲睡。他随时随地都能睡着，还总是在不该睡着的时候睡着，比如开车时。"现在我很害怕，我只在短途出行并且感觉良好时开车。"但是当我们询问他时，我们觉得他可能还有别的睡眠疾病。因为 R·L 先生的工作是轮班制的。如你们所见，在轮班工作的组织方式下，工作时间和传统时间不同。轮班是按照"三八制"安排的，同一岗位由 3 个团队各 8 小时轮班进行，以确保一天 24 小时持续运转。7 年来他的工作时间有时是早上 6～14 点，有时是下午 14～22 点，有时是晚上 22～6 点。R·L 先生每周都要改变工作时间。

"您是怎么适应工作时间的改变的？"我们问他。

"啊，三八制就是地狱！"因为他必须调整自己的睡眠以及生活的方方面面，来适应不同的工作时间。

"一开始，我适应得很好。我那时还年轻，一个人住。我甚至很享受在所有人都工作的时候，我拥有属于自己的时间。有时我在白天也能毫不费力地入睡，如果不行的话我会在周末补觉。之后我结婚了，3 年前有了孩子。我的工作时间就越来越令人痛苦。上日班时我努力早睡，但我睡不着。我会起来，吃点东西，抽根烟，再继续睡。夜复一夜直到我因为精疲力竭而睡着。夜班下班后，我真是累坏了，一回到家就睡死了，但几个小时后我又醒过来，这之后就再也睡不着了。"

R·L 先生的情况并不是特例。轮班和夜班在当今社会中越来越普遍。工业化国家中约 20％ 的人口从事轮班工作，迫使他们上夜班或采用灵活的工作时间。在某些与我们安全、健康相关的重要领域，这种工作时间安排是不可避免的，例如护理人员、警察、消防员、监察员、食品加工业员工等职业。其他情况下,这种排班方式单纯是为了符合经济逻辑:行业 24 小时不间断运行可以最大程度上减少设备投资来削减成本。一些劳动者不得不接受这种非常不规律的工作时间,不讲任何逻辑。

因此我们要求 R·L 先生填写几周睡眠记录,他要记下睡觉和起床的时间,睡眠或感到困倦的时间段。我们还为他安排了一次夜间睡眠监测,随后进行多次睡眠潜伏期测试。他的夜间睡眠非常破碎,其间确实有几次呼吸暂停,但是相较于整个夜晚,呼吸暂停的次数并不多。说明呼吸暂停并不会造成威胁,也不能解释他的症状。多次睡眠潜伏期测试显示出强烈的睡意。他在所有的测试中都睡着了,平均睡眠潜伏期仅 3 分钟。这说明,不管在白天的什么时候,如果我们让 R·L 先生独自待在一个房间里,3 分钟后他就睡着了。他的睡眠记录显示他的觉醒/睡眠节律受到了严重干扰。该睡着的时候他清醒,该清醒的时候他睡着。R·L 先生患了轮班工作引起的昼夜节律睡眠障碍,症状表现为嗜睡严重和排班时间引起的失眠,特别是排班包含夜班时。

睡眠专家对轮班工作、夜班和生活节奏不规律有何看法?

这是不正常的。我们是昼行性动物,我们的身体,特别是大脑,白天清醒夜间休息。其他的作息都会与我们的生理节律抵触,并产生相应的后果。轮班工作的作息调整很困难,这与我们的生理昼夜节律相冲突,并且这种问题会随年龄增长加剧。实际上,我们的身体永远都无法适应这种作息。最开始,在我们年富力强,没有家庭和社会带来的限制，或当睡眠质量很好时，我们多少可以坚持下来。但是随着年龄增长，睡眠变得越来越脆弱，越来越难恢复精力。我们积累的疲劳越来越多，最终出现"裂痕"。这种情况会使工作时的状态变差，精神集中度降低，上班和回家路上更容易发生事故。

　　还要指出的是，在轮班工作上每个人的情况并不相同，因为我们的睡眠状况不尽相同。有些人比其他人更能适应。例如，如果你是个晚睡晚起的"夜猫子"，那么就比早睡早起的"百灵鸟"更适合从事夜班工作。或者如果你睡眠时间较短，那么就比要睡 9 个小时的人更容易恢复体力。对睡眠不足的抵抗力可以影响你对不规律作息的耐受程度，这种抵抗力可能受遗传因素影响：有些人就算连续几天都睡得很少，也能精力充沛并且可以用例如周末的时间恢复过来；有些人只要一个晚上睡得比平时少一点（或在夜班后睡了一天）就状态不佳……对健康的影响程度还取决于轮班的类型，在现代社会中有各种各样非典型的工作时间，工作时长、类型、分量、休息时间、连续轮班次数、工作时间变化以及是否会提前告知时间改变等因素都会有相应的影响。在本书开头的几章中我们已经了解到大部分人的生物钟节奏都快于 24 小时，多亏了外界的同步器我们才能每天校准生物钟的时间。因此把时间向顺时针方向调整要比逆向调整更容易，因为这与我们内部的生物钟节律相同。

　　但是，总体来看，只有一小部分轮班工作的劳动者能够使自己的生物节律完全适应非典型的工作时间。

　　上夜班和频繁换班的工人长期处于睡眠不足的状态，因为白天的睡眠时间通常比夜间更短，更碎片化，更难放松。轮班工作的工人每天要被剥夺 1～4 小时的睡眠时间，这通常会导致人身体不适，感到疲倦，情绪易怒，肠胃问题频发，且更易饮酒，对安眠药和其他镇静剂的使用增加。因为注意力不集中、疲惫和嗜睡，这类劳动者发生事故的风险更高。可以想象轮班工作或上夜班不仅事关职业生活，还对社会和家庭生活产生重大影响，这些工人参加运动和获得参与预防项目的可能性也比较低。

对健康的影响还表现在其他层面，大量研究证明轮班工作和心血管疾病存在显著关联。好几个机制可以解释这种关联性：昼夜节律被破坏和由此产生的压力（包括代谢和激素水平上），尤其是心血管系统（昼夜心率及血压变化的影响，心率和血压在夜间降低），某些行为的风险增加，例如吸烟、不良饮食（在不当的时间进餐、吃零食），缺少参加体育运动和获得预防措施的机会。别忘了短暂和碎片化的睡眠本身就会增加心血管疾病的隐患。

轮班制对健康的影响不止于此。例如在 2007 年，国际癌症研究机构组织的专家组得出结论："**破坏昼夜节律的轮班制可能致癌**。"实际上目前研究表明夜班和乳腺癌之间存在关联，但这种关联在其他类型癌症中似乎较弱。

该怎么办？

我们和 R·L 先生讨论了检测结果和可能的治疗方法。我们建议他在夜班的前 6 个小时进行光疗，之后在早上戴上太阳镜确保白天睡眠时间规律。这些方法是为了最大程度减小环境同步的影响，确保生物钟和正常时间错位。我们还要求他在工作前进行预防性的小睡，建议他养成良好的睡眠习惯，强调定期锻炼的重要性，告诉他在什么时候锻炼不会影响睡眠。良好的饮食习惯和合理使用兴奋剂（如咖啡因）也同样重要，而 R·L 先生之前则有点过于滥用咖啡因。最后我们给他开了褪黑素，这种激素可以将生物钟和引发睡眠的机制联系起来，同时对他的服药时间进行了严格的规定。

　　6 个月后我们在超市偶遇了，他告诉我们他好多了。他感觉精力充沛，我们也很高兴，觉得我们提供的方法生效了。他向我们证实："几周后我的睡眠状况有所改善，我明显感觉没那么累了。"

多相睡眠

我们可以就靠小睡和清水活着吗?

当前,相互联系的世界给我们带来了丰富多彩的活动,也带来了目眩神迷的感觉和随之而来的沮丧,因为时间不够,我们常眼睁睁地看着机会白白流逝。我们不仅想要完成每天的任务,还想回复社交网络上的好友申请,用下载的应用学西班牙语,学习订阅的水上有氧瑜伽课程,学做寿司,还要花时间陪伴家人。那么我们什么时候做运动,什么时候见朋友呢……

我们都希望有更多的时间来满足所有的愿望。但时间要从哪儿挤出来呢?答对了,就是睡眠!这么长的时间你躺在床上"什么也不做",这阻止了你成为想要成为的完美角色,《你想成为的满分角色》

中很多个人发展训练师都提出了类似的建议。一些政客和企业家都在采访中声称他们成为杰出人物是因为从婴儿时期一天只睡 4 个小时。让人向往，不是吗？

我们可以练习少睡一点吗？

目前最著名的成功学教练之一，"早起的奇迹"（Miracle morning）创始人哈尔·埃尔罗德（Hal Elrod）在他的同名作品《早起的奇迹》中建议人们早起 1 小时来做运动、冥想，当然还要读一些关于个人发展的书。不幸的是这本书最大的奇迹是给作者带来了巨额财富。早起当然比躺在床上更好，但并不会带来什么奇迹，如果我们削减早晨的睡眠，就得提早 1 小时睡觉，否则会睡眠不足，使工作效率、心情、记忆力和注意力都受到影响。虽然各人之间有差异，但我们都需要睡眠，从中长期发展来看，一旦睡眠受到限制，就会影响我们的健康和竞争力。因此，如果我们因为睡眠不足而工作效率低下，就难以获得这位成功学家承诺的大量额外收入。但是，要知道一些幸运儿天生只需要 6 个小时的睡眠，相比于睡眠时间长的人他们有更大的优势，可我们对睡眠的需求是遗传因素决定的，一个本来要睡七八个小时的人只睡 4 个小时是无法成为乔布斯的。

多相睡眠

挤出时间的另一种方法是多相睡眠，这在很多论坛上都能看到。传统的单相睡眠是夜间睡觉白天醒来，多相睡眠则是在 24 小时中进行间歇性、有规律的小睡，仅睡几个小时来满足我们的睡眠需求。这么做的目的当然是获得更多清醒的时间来做我们想做的事。多相睡眠的计划有好几种，但博客上流传最广、评论最多的是 Uberman 睡眠计划和 Everyman 睡眠计划。

Uberman 睡眠计划建议一天进行 6～8 次时长约 20 分钟的小睡，每 3～4 小时睡一次（版本间略有差异），24 小时共睡 2～ 3 小时。一些相关网站建议在开始计划的 24～36 小时完全剥夺睡眠。

Everyman 睡眠计划没有那么严格，它允许每晚睡 3 个小时，白天进行 3 次 20 分钟的小睡，一天 24 小时共睡 4 个小时。还有一种变体，包含 3.5 个小时的主睡眠，一共睡 4.5 个小时。

其他睡眠计划更加宽松，例如 Dual Score 睡眠计划主张在夜晚开始和结束时各睡 2.5 个小时，中间清醒 6 个小时，白天小睡 20 分钟。Siesta Sleep 睡眠计划包含 5 小时的夜间睡眠，下午开始时进行 1.5 小时的小睡（总计 6.5 小时的睡眠时间），这样的睡眠时间安排似乎是最宽松的，但是挤出的清醒时间似乎只是个传说。上百万南欧人日常的睡眠方式不就是如此吗：晚归加午睡。

类似 Uberman 和 Everyman 这样的多相睡眠计划听起来很诱人，但是使用者的好评却并不多。他们抱怨自己极度疲劳，经过 20 分钟的小睡后很难清醒，另外还伴随着消化问题、情绪波动、注意力下降，这些都是睡眠剥夺的症状。我们还感觉到这些严格的睡眠计划常让人产生愧疚感，因为每次小睡的时间都比预计的长。看了使用者的博客，我们发现他们醒来的大部分时间都被用来审视自己，而不是努力实现梦想！

海上的小象

　　虽说多相睡眠似乎不适合在日常生活中运用，但极端情况还是能派上用场的。例如，独自航行的航海家必须时常醒来确认航向、船是否遇到障碍物、帆位是否合适。这种强加的多相睡眠并不容易实践，航海家们通常需要进行训练才能了解并使用这种睡眠方式。2011 年航海家埃里克·卢尔（Éric Llull）联系了我们，他正在为迷你单人横渡大西洋帆船赛进行训练，这次比赛从拉罗谢尔出发，终点是巴西的巴伊亚州，比赛船只是仅有 6.5 米长的小船，没有雷达和大型赛艇配备的其他航行辅助装备。正如开头所说的，埃里克告诉我们他只能不间断地睡 25～30 分钟，之后他必须起来调整航向、检查船只。他希望我们能够帮助他适应这种多相睡眠方式，因为所有的航海家都清楚良好的睡眠管理对长距离比赛的成功至关重要。

　　1973 年医学权威杂志《柳叶刀》发表了一则有趣的研究，格林·本内特（Glin Bennet）采访了 34 名参加单人横渡大西洋帆船竞赛的人，收集了他们因为睡眠不足遇到的困难。除了航行中的失误，还有人感觉身体和精神完全分开了，比赛后的几天都像行尸走肉。有人表示听到有人敲船壳问他们能不能进来。有些还看到水中有小象、福特汽车，想知道它们在那儿做什么，还有人甚至看到自己的祖父坐在桅杆上。

埃里克——独自航行的航海家

为了避免睡眠不足带来的不适,我们同意让埃里克按照严格但可实践的多相睡眠计划进行有规律的小睡,每 2 个小时清醒 90 分钟,小睡 30 分钟。为了确认他是否能够在几天内保持这种节律并评估这种睡眠方式对他的睡意、反应和决策能力的影响,我们在真实航行的条件下进行了一系列实验:埃里克在日内瓦湖上进行了 3 期为期 4 天的不间断航行。通过脑电监测,我们可以记录他的大脑活动并准确分辨他清醒和睡眠的时段。心理神经科的同事瓦莱丽·比奥(Valérie Beaud)帮助他在每次多相睡眠航行的开始和结束时进行了一系列测试,我们也确定了这种睡眠方式对他的思考能力、注意力和决策能力的影响。这一点至关重要,因为在单人长途帆船竞赛中,很多本来名列前茅的参赛者在快要到达的时候因为疲惫而判断失误,采取了错误的决定,造成了事故和淘汰。

尽管实验在二三月,天气寒冷,埃里克还是遵守了作息要求的小睡和清醒,只有几次罕见的例外。他平均每天睡 5 个小时,每 30 分钟的小睡中约 25.3 分钟是有效睡眠。我们还观察到相比于最后一天,他第一天花了更长时间入睡,可能是积累下来的睡眠不足导致后期更易入睡。最后几天的小睡深度睡眠的时间更长,浅睡眠更短,说明他的大脑在某种程度上能从这种睡眠不足中获得休息。令人惊讶的是,他第一天和第四天的反应能力相同,他的心理精神测试也是如此,他冒险的倾向也没有因这种睡眠方式增加。这些结果说明这种多相睡眠计划是合理的,在必要情况下是可实践的，它保证 24 小时中有机会睡 6 小时且不会对驾驶船只产生较大影响。

　　我们建议埃里克从比赛的第一天开始就采取多相睡眠，防止积累睡眠债。比赛的第二天，参赛者们要经过一场大风暴，那时才刚出发不久的埃里克抓住这个机会处于领先地位。前期有规律的小睡可能给了他反超的优势，他的大多数竞争者们那时还没有睡觉……随后的 8 天他都保持了领先，直到后来 1 个舵板破裂影响了速度，最终他在所在系列赛的 48 位参赛者中位列第七。如您所见，只有船是迷你的，赛程和困难程度都不是！根据他的描述，30 天的赛程中他始终保持多相睡眠，根据要完成的任务和天气情况，比赛时小睡之间的间隔比训练时更灵活。证明他睡眠有效的最佳证据是到达终点巴西后他参加了持续 24 小时的庆祝活动！

阳光动力号

　　然而航海家并不是唯一一类必须进行多相睡眠的人。太阳能飞机阳光动力号（Solar Impulse）的驾驶员贝特朗·皮卡尔（Bertrand Piccard）和安德烈·博施伯格（André Borschberg）也需要独自在驾驶舱内而连续数个小时不能睡觉。我们与"阳光动力"团队就飞行员睡眠进行了讨论，这是个棘手的问题，特别是在长途航行，例如飞越太平洋（5 天）或大西洋（4 天）。如果不在地面上飞行，飞行员可以在飞行途中睡觉，但是虽然飞机有自动飞行功能，也不能长时间不管。于是我们和飞行员达成一致，他们最多可以进行 20 分钟的小睡，之后就得醒来，控制飞机，与控制中心联络确保一切正常。在冒险的开始，飞行高度超过 5000 米时他们绝对不能睡觉，因为这个高度缺少氧气，必须佩戴氧气面罩，如果在睡眠过程中面罩掉下来，就可能导致飞行员立刻丧失意识，甚至永远失去知觉。

为了更好地了解每位飞行员的睡眠情况，我们与医疗团队的负责人博斯博士（Dr. Boss）记录了每位飞行员正常状态下的睡眠。安德烈·博施伯格似乎睡得很少，但贝特朗·皮卡尔只要工作时间允许，晚上能睡 8 个小时甚至更多。随后我们想要评估他们适应多相睡眠的能力，确认他们的反射结果和反应能力。在杜本道夫机场的飞行模拟器中他们进行了两次长达 72 小时的模拟飞行，我们依次为他们监测了脑电，记录了整个飞行过程中他们大脑的活跃情况以及清醒、浅睡眠、深度睡眠和异相睡眠的时段。我们还和洛桑联邦理工学院①的团队一起分析了他们的反应能力和注意力情况，NASA 对这类实验也很有兴趣，我们通过 NASA 的运动传感器记录了他们的肢体运动状况。与航海家埃里克有计划地进行规律的小睡不同，飞行员必须使他们的睡眠适应长途飞行，在飞行中他们不仅需要驾驶，还可能会遇到湍流、高海拔飞行等状况，飞行平稳的时候他们可以进行几次连续的小睡，当然每 20 分钟就要醒来控制飞行参数。

两位阳光动力号的飞行员顺利通过了多相睡眠监测，并且没有在规定小睡以外的时间睡着。飞行员和那些在家里尝试多相睡眠的人不同，飞行员要受到航程的限制和来自控制中心、各路媒体的提醒。为了准备小睡，并在睡眠期间获得最大程度的养精蓄锐，每个飞

---

① 洛桑联邦理工学院，成立于 1969 年，是一所世界顶尖的理工院校。

行员都找到了自己的诀窍：安德烈会做瑜伽来"放空"，贝特朗则采取了自我催眠的办法。还有一件趣事，贝特朗自我催眠时的状态极为平静，这引起了项目负责人的争议，负责人想把这一阶段也算作小睡，然而从心理神经学的角度来看，催眠并不算睡眠，甚至在催眠的某些阶段大脑是极为活跃的。

至于他们对睡眠不足的耐受程度，我们观察到，重复几次 20 分钟的小睡后，这些飞行员模拟飞行的 3 天里每天只能睡两三个小时。尽管如此，与第一天相比第三天他们的反应仍然很活跃，但我们发现相比于白天，夜间的反应时间稍有增加，在单人航海家埃里克的检测结果中也显示出这一点，这与预期的昼夜节律带来的变化相符。正如预测的，第三天的小睡比其余几天包含更多的深度睡眠，睡眠时间更短。最让我们惊讶的是虽然连续 3 天每天只睡两三个小时，安德烈和贝特朗走出机舱后还能情绪良好地参加完新闻发布会，尽管记者们问了他们 20 次是如何在机舱里解手的！

因此总的来说，在日常生活中长期执行严格的多相睡眠计划显然是天方夜谭，但是可以在某些情况下使用，例如极端条件下、仅使用几天或采取更加合理的长期计划确保更长的实际睡眠时间，例如埃里克睡 5～6 小时。埃里克的经历让我们观察到了重要的一点：每个持续 4 天 4 夜的航行都是在一天的傍晚结束的，埃里克当天晚上不仅可以轻松入睡，第二天还能精神饱满地起来工作，就像什么都没发生一样。在多相睡眠之后还能轻松快速地恢复说明这种睡眠方式并没有扰乱他的昼夜节律。夜班或三八制轮班的劳动者通常要花好几天的时间来把生物钟调整正常，与他们相反，我们可以推测有规律的多相睡眠可以维持昼夜节律。

由此我们可以想象,在必须 24 小时运转的行业中,两天的多相作息比连续工作 4 晚要好。这 48 小时包括了工作和多相睡眠的时间,例如每工作 4 小时睡 2 小时,可以在 48 小时里完成一周的工作量,剩下 5 天用来恢复。目前这个想法只存在于科幻小说中,但是这种作息可以保持生物节律,并且避免员工在开车、出行或通勤时处于危险之中。而且要实现这个想法还需要工作场所有睡觉的条件,员工也得愿意待上整整 48 小时。

第三部分

关于睡眠的常见疑问

对或错？关于睡眠的谬论和事实

自从我们从事这份工作以来，无论是在会后还是在朋友聚餐时，经常会被问及噪声、温度或电磁波对睡眠的影响。很多人也会与我们分享个人睡眠经历，例如"自从我的床朝向北面后，我的睡眠就好多了"。

这些论调的科学依据是什么？是谬论还是已被科学证明了的事实？我们罗列了一些人们深信不疑的事，为了弄明白它们是否正确，我们仔细研究了科学文献。以下即是研究结果。

周围温度对睡眠的影响

我们有过在极端温度下难以入睡的经历：在严寒或酷热的天气下，我们就睡不着。**不正常的气温，是对睡眠产生极大影响的环境因**

素之一。

当我们上床睡觉时，床的温度是室温。我们的身体与床之间会进行温度交换，最常见的是床变暖直到不再变化，被子里形成一个微气候，可将其称为"**热舒适区**"。理想状态下，温度为16℃～22℃的房间，会在被窝里（皮肤表面）创造出28℃～30℃的微气候，温和且舒适。在这种"热窝"里，我们的睡眠质量最好。

我们是恒温动物，为维持生命基本功能，我们要在极其有限的、与外部环境无关的条件下保持机体温度恒定，如果离开这个"热窝"，我们的身体会为了维持温度而产生反应：外部寒冷，它就会产生热量，例如通过发抖；外部炎热，它就会试着给身体通过出汗降温，汗水蒸发以带走热量。

然而，当我们睡觉时，尤其是在深睡眠和异相睡眠期间，体温调节机制效率会降低：这机制也会睡上一会儿！大脑就做出反应，它命令我们醒来，以此激活维持稳定温度的热调节机制……所以，当温度不处于热舒适区时，睡眠就会变得更短、更破碎，浅睡眠会随之增加，而深睡眠／异相睡眠则会减少。

为了促进身体与床之间的热交换，应该优先选择吸湿而干爽的床上用品。因为我们要创造出良好的入睡条件，让我们的皮肤尽快靠近宜人的微气候。

此外，我们的身体也有某种习惯，已有研究证明，如果人们居住地常年气候温和，那么在极为炎热的地区度过两周假期时，其睡眠要比本地的、早已适应炎热环境的人更易受干扰。

噪声影响睡眠

很显然,**噪声会干扰睡眠**。没有什么比邻居晚上在家狂欢更折磨人的事了。

人们会抱怨睡觉时被噪声影响,这些噪声主要源于交通工具和邻居。但也有很多其他源头:暖气片、水管、同房间的伙伴打呼噜、狗叫等。想起了我们的一位患者,他为了逃离市中心嘈杂环境而搬去一个宁静的小镇居住,但是他新家对面的教堂钟楼每隔一刻钟就会敲响一次。因此,我们在挑选房子时,应该考虑到白天与夜晚的周围环境,这样才能知道我们将暴露在哪些噪声之下。

在噪声的影响下,人体睡眠结构可能会发生变化。人们并不总能感知到这些变化,为了让它们显而易见,需使用多导睡眠监测记录。在充满噪声的环境中,深睡眠会减少,而浅睡眠会增加;睡眠也会更破碎,睡眠期的变化和微觉醒次数会增多;觉醒时间太短,以至于大脑都没有记录,我们意识不到这些觉醒。即便无意识,睡眠也受到了影响,不仅质量变差,恢复能力也有所下降。

觉醒阈这个界限一被超过,噪声就会把人吵醒。它取决于多种因素,其中一个因素是噪声的特征,而噪声的特征又包括了强度、熟悉度、变化度以及它对睡眠者的意义。如果噪声有特殊意义,例如睡眠者名字或孩子啼哭声,觉醒阈值就会低于不带特殊意义的声音。

　　人们在一定程度上也会习惯噪声。例如，住在机场附近的人最终会"听"不见飞机轰鸣，也可以安睡而不会被吵醒。但请注意，这种习惯存在着缺点，身体实际上会继续对噪声做出反应，尤其在心血管方面：每一次被声音干扰时，会心跳加速、血压增高，甚至在噪声之下的数年之后也会如此。

　　睡眠对噪声的敏感度也存在个体差异。所以孩子们被噪声吵醒的概率比成人低，年龄越大的人对噪声越敏感。在不同性别之间，年轻男性抱怨睡眠被打扰的频率比女性高。但在年龄相同的情况下，女性尤其是母亲对嘈杂的环境更加敏感。当然，人越是紧张焦虑，睡眠就越容易被噪声干扰。

　　睡眠环境也会对噪声觉醒阈值构成影响。例如，与周末在家安静睡觉相比，医生在值夜班时更易醒来；与没有孩子的人相比，一位母亲的觉醒阈值会因忧心有病的孩子而降低。

睡眠在满月之夜会变差吗？

　　这一问题，我们在本书第一部分已经很详细地解释过了。很多人反映在满月之夜会更加不安且睡眠不好。但直到最近，也只有极少研究针对"月亮对睡眠的影响"这一课题。

　　巴塞尔大学的克里斯蒂安·卡乔森教授和他的同事们，曾通过分析在实验室条件中获取的数据，对此问题进行了一番研究。

　　实验数据源于几年前在实验室进行的另一项睡眠研究，实验对象和实验员在做记录时都不知道,有人会在未来的某一天分析月亮对睡眠的影响。这也为实验去除了一个可能性:个人信念会影响睡眠结果。结果是实验对象在满月之夜平均要多花 5 分钟入睡,睡眠时长会缩短 20 分钟,而且深睡眠会减少。

这是科学文献中首次出现有关月亮周期对人类睡眠影响的客观证据,为解释这结果,研究者们提出了一个名称:"月周期"生物钟。但这一实验对象人数有限,仅有 33 人,尽管他们身体都很健康且没有任何睡眠问题,实验也是在条件被严格控制的实验室中进行的。

从我们的角度来看,我们想知道在普通的睡眠条件下会发生什么,而非在实验室中。为此,我们分析了在家接受记录的 2100 位成年对象在熟悉环境下的睡眠记录,但没有发现月相会对睡眠产生重大影响,此后的其他研究也证明了我们的结论。

我们的结论是即便有"月周期"节律的存在,与会影响睡眠的其他因素相比,它对睡眠的影响几乎可以忽略不计。

电磁波会影响睡眠吗?

毫无疑问:我们身陷于一场名副其实的"电磁雾"之中。

不做详细解释,我们可以说所有电子设备都会发射电磁场,但电磁场的频率有所不同。有低频(电子设备、高压线等)和高频(无线电波、移动电话、全球移动通信系统、Wi-Fi、微波炉等)之分。当人们谈及电磁波时，一般是指高频电磁波。

有关电磁波会对健康产生潜在风险的争论由来已久，但在移动电话被大量使用后，这一争论就更为激烈了。最近几年，有关电磁场对大脑生理或睡眠影响的实验数据以及流行病数据大幅增长。

尽管在传闻中有些人自称对电磁场极度敏感，**但卓越的流行病学并没有提供任何证据以证明高频电磁场会对睡眠产生负面影响。**一些在实验室进行的研究证实，存在轻微的影响。但奇怪的是，大多数研究却得出了有利于睡眠的结论！

我们认为这也许与月亮对睡眠的影响相似。即便电磁波带来的某些生物影响无法被排除，但与其他会影响睡眠的因素相比，它对睡眠的影响可以忽略不计。换句话说，手机屏幕的亮光、半夜电话铃响、收到电子邮件或微信消息的提示声，它们对睡眠产生的不利影响远比手机自身发出的电磁波严重得多。

单独睡觉还是与他人同眠，这是个问题

两人同床共眠，一些人觉得如天堂般美好，另一些人则觉得如地狱般可怕；有人喜欢睡大床或单人床，有人会分房睡觉；有人觉得怎么睡都行，也有人觉得分享一床被子简直是灾难。

我们现在想将爱情与夫妻二者结合起来（两个概念并不一定相辅而行，因为婚姻常被视作有共同利益的双方的"协议合同"），那就要共享一张床。对于一些人而言，例如《卧室人种学》（*Ethnologie de la chambre à coucher*)的作者、人种学家帕斯卡尔·迪比(Pascal Dibie)认为夫妻的房间是教会为了掌控社会和繁衍而创造出来的。远离群体、两个人一起睡觉的方式很可能是人类的新式行为,人类并没有适合这种睡觉方式的生理构造。

事实上,我们每晚会醒来并变换姿势至少20~30次,床伴会因此醒来同等次数。有很多人打呼噜;有人双腿不宁;有人在夜里说话、尖叫、起床;有人要很早醒来去工作;有人很晚才睡……这些显然都会打扰到床伴的睡眠。

当然,两人睡在同一张床上也有好处。对于夫妻而言,这是绝佳的共享时刻,可以促进感情、提高安全感等。

根据格哈德·克吕施(Gerhard Klösch)、约翰·迪塔米(John Dittami)以及维也纳大学(Josef Zeitlhofer)教授所做的一项调查(《一起睡得更好》,*Sleeping Better Together*,2012年),男性在和伴侣一起睡觉时睡得更好,而女性则是在独自睡觉时会睡得更好。但这似乎过于一概而论了,因为还有相当多的因素没有被考虑在其中。

那么,一个人睡还是两人一起睡?答案只有你自己知道!

午夜前睡眠时长加倍计算?

我们每晚经历约4~5个睡眠周期,但睡眠阶段的分布并不相同。夜晚刚开始的时候,我们在最初几个周期中深睡眠较多。夜晚快结束时，异相睡眠在后几个周期中占主导地位。这种分布让人以为午夜前的睡眠时长能加倍计算。但事实上，无论在午夜前还是午夜后入睡，让大脑能得到最大程度休息的深睡眠，永远发生在睡眠刚刚开始的时候！

过渡到夏令时会影响睡眠吗？

要说明的是，调整时间的原因纯粹是出于节约，尽管某些调查报告称节约下来的能源十分有限。无论如何，它与我们的健康没有任何关联。

本杰明·富兰克林（Benjamin Franklin）于 1784 年首次提出此想法，但在 1916 年才有了第一个将其付诸实践的国家：德国。渐渐地，欧洲其他国家也开始采取这一标准：拨快 1 小时过渡到夏令时，冬令时则拨回 1 小时。直至 20 世纪 80 年代初，欧盟所有国家才最终确立并统一了这一标准。

每年 3 月最后一个周日的凌晨，时间过渡到夏令时；10 月最后一个周日的凌晨则过渡到冬令时。这意味着，对于大多数人来说，向夏令时过渡让我们丢失了一小时睡眠，但过渡到冬令时则让我们赢得了一小时睡眠。

就个体而言，推后一小时很可能影响不到健康。我们刚讲过生物钟有一定的适应弹性，而且我们每天都会校准这只时钟。但少一小时睡眠终归会产生一些小压力，有些非常敏感的人无法很好地应对这些压力,甚至某些群体也会受这些压力影响。

2008 年,斯德哥尔摩卡罗琳医学院(l'Institut Karolinska)的同事们在杂志《新英格兰医学期刊》上发表了一项研究,这项研究似乎证明了这一点。他们在瑞典对比了时间调整后一周、前两周以及后两周的心肌梗死发病率。他们证实,改为夏令时后,梗死发病率会上升。显然只升高了一点点,但非常明显,且似乎没有其他因素影响。相反,改为冬令时后,发病率降低了。但下降得微乎其微,而且只在调整时间后的第一天比较明显。

调整时间不只给人类带来困扰。家畜也会受影响,牛奶生产商都熟知这一现象:改变挤奶时间会导致牛奶产量和质量的下降。

手淫是"穷人的安眠药"?

换言之,性高潮能让人睡得更好吗?

一些科学家对人类个体的研究与观察,充分支持了此观点。性学专家赛金(Kinsey)和希特尔(Hitele)在他们有关美国人性行为的报告中提到了这一点。只有他们的这次研究真正用科学手段研究了此问题。另外,加拿大蒙特利尔的一个团队研究了 5 位男性和 5 位女性在 3 种不同条件下的入睡速度和睡眠质量:在 15 分钟的安静阅读后、15 分钟的无性高潮手淫后以及 15 分钟有性高潮手淫后。这是一次科学研究,研究人为了确保有无性高潮,利用直肠探头来探测性高潮时的骨盆收缩情况。

　　结果令人震惊：实验对象在 3 种条件下的入睡时间没有差别，而且无论有无性高潮，睡眠在手淫之后不会变深或变浅。这一观测结论显然与人们自己的感受天差地别。尽管此研究的计划和执行都很缜密，但仍有几处有待考证。

　　首先，在床上阅读是一种自我控制的情况，本身就有放松、助眠的效果，这 10 人在不同条件下表现出明显差异的概率就会下降。因此，结论应该是手淫和性高潮"对睡眠的影响不会大于在床上安静阅读"！

　　其次，这结论不一定适用于投入感情更深、动作更激烈的性爱关系中，因为这种情况则会促进入睡；但据我们所知，他们并没有研究性爱运动对睡眠的影响。

　　最后，此次研究的对象从未抱怨过睡眠问题，尤其是失眠，但手淫或性高潮可能有助于改善失眠症患者的睡眠。所以，失眠症患者可以尝试用此方法来辨别它是否能让自己放轻松、是否能将自己的注意力从入睡困难转移到其他事情上？反正大家现在都知道手淫并不会让人变聋。

水源或溪流会打扰睡眠吗？

　　"房子下面有地下水源或溪流，那么这户人家的睡眠就会受到打扰。"老一辈人都是这样告诉我们的，而且网上也能经常看到这种说法。有些人会请有特异功能的巫婆或风水师到家中来解决这些问题。

但实际上,除非地下激流的噪声足以将人吵醒,我们没有发现地下水源的存在会对睡眠产生负面影响的根据。有人在海水围绕的游轮上也能睡得很好,甚至有人睡在湖边或河边都有失眠治愈效果。尽管结果因人而异,但科学研究对地下水源是否会影响睡眠还没有最终定论。

床的朝向会影响睡眠吗?

人们时常听到头朝北或朝南会睡得更好这一说法,而喜欢东西方向睡觉的人似乎很少。可惜的是,并没有能回答此问题的科学依据。印度阿育吠陀①传统医学认为睡觉时的朝向决定了我们希望在生命中拥有的能量类型,并建议人们脚朝西或朝南睡。

风水是一门有着 3000 年历史的东方古老艺术,它认为物品在家中要根据主人在健康、财富或人际关系方面的愿景来摆放。它尤其强调了床相对于房间门应如何摆放,建议床要尽可能地远离房门,以此释放正能量。简单地说,其实是为了避免被走廊上的光线或声音打搅!

---

① 梵文为"Ayurveda",中文一般译为"阿育吠陀"或"生命吠陀医学"。阿育吠陀医学不仅是一门古老的医学体系,还代表着一种健康的生活方式。它被认为是世界上最古老的医学体系。

床垫类型会影响睡眠质量吗？

不同床垫品牌都会用大量广告来夸耀自己可以改善睡眠质量。就如前文提过的，舒适的睡眠环境很重要，想要睡得好，就要远离光线和噪声并睡在一张舒适的床上。

床的影响似乎还不小：几年前，在一个知名床垫品牌的赞助下，我们以抱怨背疼的人为对象做了一次研究。我们对睡在上述品牌新床垫上 3 周后的 12 人进行了睡眠记录，并将其与睡旧床垫、不时感到背痛的对象进行了对比。睡在优质新床垫上的对象进入稳定睡眠（2 期）所花的时间要比睡旧床垫的人稍短些（短 7.5 分钟）。尽管差异不显著，但数据意义重大，睡新床垫的对象趋于更少抱怨睡觉时的背痛，但这种主观差异无任何意义。

每晚要睡 8 小时？

尽管大多数人的确每晚需要睡 7～8 小时，但这只是平均数。8 小时睡眠的说法在媒体上很常见，它甚至会引起误解：一些向我们咨询失眠问题的患者，尽管很努力也无法睡满 8 小时，但他们白天状态良好。他们在无聊的环境下，例如在等候室、公交上都睡不着！这些人不是失眠症患者，只是睡眠少罢了，他们不需要每晚睡 8 小时，只要 6～7 小时就够了。有些著名商人或政客甚至在接受访问时称，他们成功的关键在于每晚只睡 4～5 小时，每天 20 小时都在为公众利益而奋斗……请不要相信他们！长期每晚只睡 4 小时的人非常少，尤其不要试着模仿他们，因为即便可以连续几天减少睡眠时间，但缺少睡眠会让我们的工作效率迅速下降并难以全神贯注，成功的概率反而会降低。

相反情况同样存在。我们有些睡满 8 小时的患者仍会嗜睡：有些人甚至在《好声音》(The Voice)决赛计票时都能睡着！但当他们在度假中每晚睡 9～9.5 小时时，他们就会精力充沛。如果他们没有表现出任何睡眠困扰的迹象，我们只会建议他们尊重自己的睡眠需求，每晚睡 9 小时。

是的，大自然是不公平的。就如那些穿 32 或 48 码的人很难在商店买到鞋一样，我们在睡眠面前也是不平等的，每个人的睡眠需求差距甚大。一些幸运儿只要睡 6 小时，而那些白天嗜睡的人却至少要睡 9 小时。和脚的大小一样，我们的睡眠需求很大程度上是由基因决定的。

酒精助眠吗？

有位 18 岁的年轻女性曾向我们咨询了一个相当特别的问题。她每晚都要喝一瓶桃红葡萄酒或一杯烈酒才能入睡。这种情况要追溯至约 9 个月之前。她生性忧虑且入睡困难。她注意到，每周六晚和朋友一起外出喝酒后，入睡就容易得多。因此，她就慢慢地养成了每晚睡前在房间里喝一杯酒的习惯。这个方法很有效！唯一的问题是，约一周后，入睡困难的情况又出现了。为了达到效果，她不得不增至 2 杯，然后 3 杯，最后要摄入大量酒精才可以，她为此来咨询我们。

　　大约 30％失眠症患者都会通过酒精尝试自我治疗，但这显然不是解决方法，因为我们的大脑会迅速适应这种物质，而且它会损害睡眠质量和身体大部分器官。即便酒精真的能助眠，它也会让人多次醒来并使后半夜的睡眠质量变差，从整晚来看，睡眠恢复精力的效果明显降低。我们大多数人都有过这样的经历：喝了几杯酒之后，我们能倒头便睡，但这一晚通常会过得很不舒服，其间会模模糊糊地醒来多次并做一些奇奇怪怪的梦，且隔天早晨会感到不适。酒精会扰乱睡眠结构，尤其将后半夜的快速眼动睡眠期向后推延。

　　酗酒的人时常会失眠，尤其是在戒酒期间。有研究表明，如果戒酒的人失眠，那他重染酗酒恶习的可能性就很大。因此，对失眠症患者来说，不屈服于酒精的诱惑就格外重要，而对于希望减少或停止摄入酒精的人来说，应该求助于专业医生来预防和治疗失眠，以此降低再次酗酒的可能性。

　　饮酒也会加重睡眠呼吸暂停综合征等睡眠疾病。酒精具有松弛肌肉的效果，研究表明，部分饮酒者身上负责保护喉咙并维持其打开状态的肌肉已变得松弛，我们在饮酒后更容易打呼噜，呼噜声就是喉咙半闭合产生的涡旋状气流导致的。在解剖中发现打呼噜者的喉咙完全闭合，此人很可能患有阻塞性呼吸暂停，这样解释就能让人容易理解了。

多亏她对失眠足够重视，且遵循了一套循序渐进的戒酒计划，我们 18 岁的年轻患者已经找回了宁静的夜晚和不依赖酒精的健康生活。

唤醒梦游者就是"谋杀"？

梦游症是一种奇怪且迷人的现象，长久以来它催生了许多传说和迷信。梦游症出现在深睡眠当中——当大脑的一小部分醒来时，梦游者就会下床走动，他们的眼睛有时是睁着的。然而，由于大脑中更大的部分睡得很死，梦游者第二天早晨什么都不记得，除非有人在当时将他唤醒。

应不应该唤醒梦游者呢？回答是不应该，最好慢慢陪着他回到床上。如果唤醒他，他会死吗？当然不会，但这种做法非常不礼貌。想象一下，在你睡得正熟，突然有人把你摇醒，这不仅让人感到不快，而且梦游者在面对这种"侵犯"时会自然地做出排斥反应，即可能会有暴力行为。

那他可以在水槽上行走时保持平衡吗？因为只有一小部分大脑是清醒的，梦游者对环境和风险的感知能力的确有所下降，但没有任何病人对我们说他们做过这样的"壮举"。可是，有人曾经混淆了卫生间门与房间窗户而摔出了窗外。如果他们在梦游时有下床甚至离开家的举动，我们建议患者和他的家人在窗户和门上安装保护设施，以确保环境安全，并将尖锐或易碎的物品从床周围拿走。

南风（焚风①、埃戈尔风、西洛可风②等）会影响睡眠吗？

　　在欧洲不同地区，人们将很多健康问题归结于从南方吹来的热风，例如因风湿病醒来、失眠以及发疯。研究雪花的专家罗贝尔·博洛涅西（Robert Bolognesi）曾在《气象杂志》（*Météo magazine*）发表过一篇非常有趣的文章，文中有一句巴斯克地区③的谚语：南风是疯风。（Hego haizea, hego haizea.）他也在文中写到了 1922 年在圣塞瓦蒂安医院进行的一项科学研究，将在受南风"埃戈尔"（Hegoa）影响的精神病患者数量与一年中其他时间进行对比，结果发现，即便接纳的患者总数无差别，但值得注意的是在吹埃戈尔风的日子里，精神病代偿失调人数却更多。尽管精神问题常常与睡眠困扰相关，但我们没有找到专门研究热风对睡眠质量影响的资料。如我们在前文所见，温度过高或过低都会影响睡眠，我们自然可以想象房间温度因炎热的南风而升高，睡眠也就会受影响。

---

　　①　焚风（Foehn）是由于空气做绝热下沉运动时，因温度升高湿度降低而形成的一种干热风。

　　②　西洛可风（Sirocco）为地中海地区的一种风，源自撒哈拉，在北非、南欧地区变为飓风。西洛克风会导致干燥炎热的天气。

　　③　包括位于西班牙境内的巴斯克自治区、纳瓦拉，以及位于法国境内的北巴斯克。该地区为巴斯克人聚居地，通行巴斯克语。

好的睡眠会提高运动员成绩

我们经常听说运动员如果想要在第二天的比赛中表现优异,就应该格外重视睡眠。除了少数例外,最优秀的运动员都过着苦行僧般的生活,他们定时睡觉且睡眠时长充足,甚至那些看上去喜欢寻欢作乐的运动员,他们都好像睡得很多,哪怕用了一些"诡计":滑雪奇才阿尔伯托·汤巴(Alberto Tomba)因比赛前夜前往迪厅而出名,在职业生涯结束后的一次采访中,他说自己从黄昏睡到了凌晨 2 点,然后外出前往夜总会与粉丝见面,回去后又睡了几个小时。之后,他在第二天的障碍滑雪赛中获得了冠军。看来,阿尔伯托并不是一个"坏小子"。

在比赛前重视优质睡眠似乎是一件很自然的事,以至于大家会产生疑问,是否有必要讨论这一问题。如果你们认真读过本书的第一部分,就知道身体里只有一个器官需要睡眠,不是肌肉而是大脑。肌肉需要休息,它在被运动消耗之后必须通过放松来得到恢复,但只有大脑需要睡眠。有些肌肉从来不休息,如心肌、横膈膜等呼吸系统中的一些肌肉。

有研究者对这一话题很感兴趣,他们让运动员一晚或者多晚不睡觉,然后对其体力进行测量,并将结果与好好睡觉之后所得的数据进行比对。结果令人震惊:一宿或 48 小时不睡觉,似乎不会影响肌肉在短时高强度无氧运动中发挥的作用。无论是弯曲还是伸直,四肢力量也都没有受睡眠剥夺的影响。因此，你们完全可以在睡得很少的情况下依旧能在早上做腹肌运动或俯卧撑，不要找任何借口。

但对于耐力运动来说，结果就不同了：部分剥夺或完全剥夺睡眠会减弱耐力运动中的肌肉力量。即便这些耐力运动中消耗的体力或跑步距离在剥夺睡眠后减少了，但心脏参数（心率和心力）和呼吸系统功能（呼吸总量和节奏）都没什么差异。我们完全不会对此感到惊讶，因为心脏和肺都不需要睡眠。在这些耐力运动中，需要睡眠的大脑似乎发挥着重要作用：持续消耗体力的动力和比赛策略都显然离不开它。此外，疼痛感与睡眠直接相关。缺少睡眠会降低疼痛临界线，对疼痛更为敏感，这会导致运动员体力有所限制或导致比赛终止。因此，得到充分睡眠的大脑是能提高耐力运动成绩的。

尽管有关此方面的可靠研究还很少，但充足的睡眠也是有可能提高动作精确度的。例如，美国一项研究表明，美国篮球运动员被强制要求增加睡眠时间后，他们命中"三分球"的概率有所提高。不过仍值得一提的是参与这项研究的是些美国初中生，他们很有可能经常都睡眠不足！

另外，有些研究者对一天不同时刻——早晨、下午或晚上——的运动表现很感兴趣。他们得出的结论是，白天结束前的下午近6点时，肌肉最有力，此时体内温度最高，对于网球、羽毛球等灵活性运动而言，下午表现最佳。这一结论对要由西向东去参加比赛的运动员或团队来说尤为重要。有些研究者甚至利用美国东西海岸时差成功预测了美国足球队和篮球队的获胜概率。从西海岸到东海岸参加夜间比赛的团队具有优势，因为他们的生物钟依旧是西海岸时间，晚3小时，相对应的时间正是下午。

最后，对于需要记住一系列精准动作的运动而言，人们猜测快速眼动睡眠在其中扮演了重要角色。事实上，我们的大脑似乎在此睡眠阶段会"离线"重播白天所学的动作以巩固记忆。想象一下，会发生多次快速眼动的漫漫长夜能让人在夜里进行第二次训练，少了很多痛苦。

运动也会反作用于睡眠。我们建议失眠症患者或爱宅家的人做些运动，最好是白天在室外进行。对身体和精神的刺激有助于加强昼夜节律，它明确划分了应保持清醒的白天阶段和应好好休息的夜晚阶段。一些人会为了在上床前"让自己疲惫"而错误地在晚上运动。很不幸，这是一个圈套，因为运动会让人兴奋，并会给身体增加额外热量，但身体为了入睡却要降温。所以运动没有错，但不要太晚！（参见书后《睡眠卫生准则》，第248页）

睡眠和清醒情况记录表

如何填写睡眠记录

每天填写两次：

♦白天醒来填写晚上的情况。

♦晚上填写白天发生的事。

白天：写清日期（例如 6 月 5 日～6 月 6 日）

♦用向下的箭头标明上床时间（就算是在床上看书或看电视）。

♦用向上的箭头标明最终起床时间或明确夜间起床时间。

♦用阴影标注睡眠时间。如果半夜醒来并且感到不适，则清醒的时段留白。

目的并不是让你准确想起 3 点 17 分～4 点 12 分醒了,而是将你的印象简单转化为相对接近的时间。

- 接着在右侧 3 列记录夜晚的睡眠质量、清醒时的状况。
- 写明是否服药或是否发生可能干扰睡眠的事(例如晚上运动、头痛、发烧等)。

晚上:填在新的记录表上

- 如果有小睡,和记录晚上睡眠的方式一样,用阴影标明。如果有嗜睡现象,用 S 在相应的时间做上标记。
- 最后对白天的总体状态进行评估。

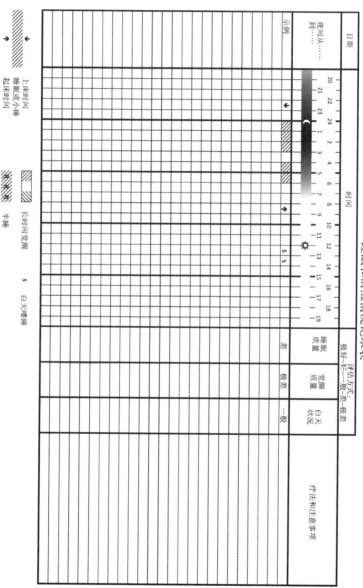

睡眠卫生准则

1.睡眠是有节奏的,节奏因人而异。最好遵循这个节奏,保持规定的就寝和起床时间。有规律的作息可以调节清醒/睡眠周期。早上睡懒觉只会导致晚上睡觉时间推迟并且占用晚上的睡眠时间。尽管睡觉时间不要差异过大,但最好保证能在上床之前感到疲倦。

2.最重要的是将在床上的时间仅用来睡觉和进行性生活。实际上,最好将床和其他与睡眠无关的活动分离,例如阅读、看电视、吃东西。

3.夜间醒来时,如果无法再次入睡,最好起来,离开卧室,做些令人放松的事(阅读、听音乐等),直到下一个睡眠周期到来。我们精神越紧张,越想努力睡着,睡眠就越稍纵即逝。

4.如果已经有睡眠问题,则避免白天小睡甚至打瞌睡。遵循这条建议,睡眠就不会变得零碎,夜晚可以睡得更踏实。

5.建议进行一些体育锻炼,但要避免在深夜进行。这会使体温升高，引起无法控制的生理和心理兴奋从而影响睡眠。非常推荐散步。此外睡前要避免用太热的水洗澡，避免在夜晚进行长时间高强度脑力活动，因为这类活动会引起兴奋。

6.推荐保持规律的用餐时间，尽量避免在晚上睡觉前吃难以消化的食物。吃不饱也是不明智的，夜间可能会因为极度饥饿而醒来。切记避免刺激性的饮食，例如咖啡、红茶、可乐类饮料、香烟，当然还有酒精。有些人通过饮酒来帮助睡眠，但酒精会导致睡眠质量下降、无法解除疲劳，从长远来看会破坏睡眠。最好能喝些花草茶。

7.创造良好的睡眠环境——避免噪音、卧室太热或太冷，选择舒服的床。在舒适、安静、黑暗的良好睡眠条件下，我们肯定能睡得更好。

8.学会避免在床上沉思。企图在睡觉前思考问题只会导致焦虑和紧张，令人难以入睡，最终导致失眠。要学会在睡前放松。

9.最重要的是，避免自行服用安眠药。只在医生的建议下服用，最好能低剂量服用（特别是对老人来说），在一定时间里服用（有时是间歇性的）。不要突然停药，而是在医生的指导下逐渐降低剂量。

10.实验室记录表明我们的实际睡眠时间比想象的更长，夜间醒来的时间比想象中更短。比起追求长时间睡眠，最好寻求有规律的持续睡眠。

您患睡眠呼吸暂停的风险如何？

洛桑阻塞性睡眠呼吸暂停筛查评分表

	得分
脖围＞40cm	4
身体质量指数(BMI)35～30kg/m²	3
身体质量指数(BMI)＞30kg/m²	5
打鼾	2
年龄＞55	4
男性	2

（若符合表格中的任意一项特征,则计入对应的分数,若无则不计分,结果按分数总和来划分。）

　　身体质量指数可以衡量一个人的肥胖程度。计算方法是体重（kg）除以身高（m）的平方：BMI＝体重/身高^2。

结果：

　　如果您的总得分小于8,则患睡眠呼吸暂停的可能性很小。

　　如果您的总得分大于等于8,您可能患了睡眠呼吸暂停。我们建议您咨询医生。

没有身边许多人的帮助这本书就不可能出版。

我们要特别感谢洛桑大学医疗中心附属睡眠调查研究中心的同事们：蒂芬·拉夫雷（Tifenn Raffray）、弗朗切斯卡·西克拉里、安德里亚·罗塞蒂、迈赫迪·塔菲、朱利奥·贝尔纳迪（Giulio Bernardi）、莫妮卡·贝塔、弗朗索瓦丝·科内特、吉安帕洛·莱奇索（Gianpaolo Lecciso）、盖兰·佩龙（Guylaine Perron）、纳迪亚·托布巴（Nadia Tobback）、欧内斯蒂娜·托梅（Ernestine Tomé）、斯特凡妮·杜托特（Stéphanie Dutoit）、卡琳·米格利奥里尼（Karin Migliorini）、凯瑟琳·斯皮佐（Catherine Spizzo）、伊莎贝拉·佩林（Isabelle Perrin）、埃莱娜·法夫劳（Hélène Favreau）。

我们还要衷心地感谢弗朗索瓦丝·法塞尔－贝尔塔（Françoise Fasel-Berta）女士认真审校文本并进行了更正和批注，感谢摄影师帕特里克·马丁（Patrick Martin）和 Elite 牌床垫提供了相关图片，感谢给予我们鼓励的家人克里斯蒂娜、朱斯蒂娜和诺埃米，感谢普罗布斯特先生为我们介绍了编辑，感谢拉德莱塞·哈娜·阿布·扎伊德（la Dresse Hana Abou Zeid）提议了本书的标题。我们还要向刚去世的神经学家奥利弗·萨克斯医生(Oliver Sacks)致敬。我们还要特别感谢我们的患者们和参与研究(尤其是HypnoLaus研究)的志愿者们。

此外，本书中文版的顺利出版，要感谢译者王宇、宗徐淳，校译吴琴、徐红钢，以及瑞士洛桑大学高等经济商学院副教授兼洛桑大学中国经济金融中心主任董旻月，上海交通大学附属第六人民医院耳鼻咽喉头颈外科的医学博士生王圣明，瑞士法夫尔出版社(Les Editions Favre)总编索菲·罗西尔(Sophie Rossier)。因为他们的共同努力，本书才得以更顺利地出版。

若需要查阅原始文献资料,可通过沃州大学医疗中心睡眠调查研究中心(cirs@chuv.ch)和洛桑 Florimont 睡眠中心(contact@sommeil.ch)联系作者。

Centre du sommeil de Florimont

website：www.sommeil.ch

Av de florimont 2

1006 lausanne

Switzerland

Tel ＋41 21 310 16 89

Centre d'investigation et de recherche sur le sommeil

University hospital of Lausanne

website：www.chuv.ch/fr/sommeil

Rue du Bugnon 46

1011 Lausanne

Switzerland

Tel ＋41 21 314 67 48